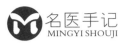

名医手记
MINGYI SHOUJI

TINGDONGHUA KANHAOBING

听懂话，看好病

妇科
医生对你说

高泳涛 著

U0339951

上海科学技术出版社

图书在版编目(CIP)数据

听懂话,看好病:妇科医生对你说 / 高泳涛著.
—上海:上海科学技术出版社,2019.9(2020.1重印)
ISBN 978-7-5478-4518-9

Ⅰ.①听… Ⅱ.①高… Ⅲ.①妇科病-诊疗
Ⅳ.①R711

中国版本图书馆 CIP 数据核字(2019)第 141953 号

听懂话,看好病
——妇科医生对你说

高泳涛 著

上海世纪出版(集团)有限公司
上海科学技术出版社 出版、发行
(上海钦州南路 71 号 邮政编码 200235 www.sstp.cn)

上海盛通时代印刷有限公司印刷
开本 787×1092 1/16 印张 8
字数:150 千字
2019 年 9 月第 1 版 2020 年 1 月第 2 次印刷
ISBN 978-7-5478-4518-9/R·1882
定价:39.80 元

为你写诗（代序）

如果有人问你，对你的一生有影响的人或事是什么？或许你的回答是一位令人尊敬的师长、相濡以沫的爱人，又或许是某时某刻的一句话、坚持已久的一个习惯……由于工作的关系，我听到最多的是某位医生。

手术室内外，生死两界，一位使出浑身解数把你从死亡线上拉回来、让你重获新生的医生，时隔多年依然还会惦念不忘！少男少女的"生长的烦恼"，本以为"有苗不愁长"，后来听从了一位仔细给孩子全面检查的专家建议，如今孩子的身高长成他想要的样子！类似的故事还有很多。很巧的是，我的一位好朋友，和本书作者也是 N 多年的好友，也源于这一种缘由。

但是，在平时我们看到更多的是，就医难、医疗环境差，每次看病都令人身心疲惫、烦恼不堪。病人找到好医生，是一种运气，而要和医生成为好朋友，更是奢求。人吃五谷杂粮，生老病死也是自然规律，如何太太平平走过一生，是我们不得不面对的人生课题！

本书作者是妇产科专家，本书的内容是女性一生从豆蔻年华到垂垂老者要面对的生理、心理、病理变化，以及如何去就医问药，听懂医生的话，收获自己的健康，所选择的内容正是回答人生课题的一个最正确的打开方式，甚至可以说没有之一。这就是，学习了解人体的奥秘，尊重医学科学，尊重医生，把治病交给医生，健康留给自己。如果病急乱投医，缺少起码的医学知识和对医学的尊重，听不懂医生的话，也不希望听医生的"万一""意外""无法保证"，要想健康，无疑缘木求鱼，整个医疗环境的改善、就医体验的改善也将极为困难！

为了更好地普及医学知识，帮助普通人弄懂医学常识，理解医生的治疗方案，达到健康的目标，党的十九大以来国家和社会各界大力推动医学科普事业发展，加快促进科技创新、科学普及的"两翼齐飞"。很多医学专家积极参与医学科普工作，在临床工作之余，用各种形式创新医学科普的表现形式、传播方式和社会影响，受到广泛的赞许和欢迎，人民群众的医学常识和防病保健观念日渐提高和改善。

大家都熟悉的杨秉辉教授，是我们上海医学科普界的老前辈，也是中国医学科普大军的领军人物。耄耋之年的老专家笔耕不辍、推陈出新，近年创作了一系列新颖的医学纪实小说，如《财务科长范得"痔"》等，寓医学知识于小说之中，轻轻松松、潜移默化。本书的作者，属医学科普的后起之秀，整本书以诗的方式进行科普创作，加之以风趣幽默、科学实用的内容，讲述女性一生的健康问题，这样的形式也是极少见的。书中还特别温馨地对就医看病的技巧做出了归纳和梳理，对缓解就医难、理解医学等，都是有益的努力和尝试，大家在阅读时一定会体会到温馨和关爱，也会收获满满的知识点。

吴克群有首爱情歌曲，取名《为你写诗》，是写给女性粉丝的内心抚慰，而本书作者的诗情诗话同样是写给女性的，会让你懂得爱自己、认识自己，然后去享受爱情的美好。听听歌，看看一个医生给你写的诗，一定能心身畅快！

如果有人再问你同样的问题——对你的一生有影响的人或事是什么？你可能记不得作者是谁、什么时间看过，但你一定会清晰地记得：有一个医生写的小诗、说的情话，让你懂得了自己的身体，让你爱起自己来！

上海市医学会科普专科分会主任委员

贾永兴

圆梦 （自序）

作为一名医二代，我从小的理想就是长大也当医生。在上海第二医科大学（现上海交通大学医学院）经历了五年学习后，1993 年我成为了中国福利会国际和平妇幼保健院的一名妇产科医生。

临床工作虽然忙碌，但每天都会接触到不同的人和事，或平淡或奇特的医事中交织着人世间的喜怒哀乐。于是，我常常想，退休之后我要写一本《妇产科医生手记》，记录下这些故事，跟大家分享人生的感悟，来圆自己一个做"作家"的梦。

或许是因为自己比较喜欢文学，不知不觉中具备了一种"写诗"的能力，无论是五言七律、还是散文诗自由体，只要是灵感乍现，便能信手拈来写上那么几首，或叙事抒怀，或写景抒情。当然，其中最拿手的还是"打油诗"，言简意赅而又风趣幽默，发与亲朋好友或在微信的朋友圈里发布，往往能斩获不少"粉丝"和"铁丝"。于是，被大家赋予了"才女"的美誉，虽明知受之有愧，但也常常会为之小小自得一番。

作为一名妇科医生，平时在门诊中会遇到许许多多想更清楚地了解自己病情的患者，他们对于疾病不仅要知其然，还要知其所以然。这就要求医生在接诊过程中不仅要完成病史的采集、体检、疾病的判断、制定治疗措施，还要解答患者由此产生的 N 个疑问，这要在短短的几分钟的就诊时间段里完成似乎不太可能。

如何用人性化、通俗化的语言传播科学的医疗信息，让不同年龄、不同文化背景的女性朋友能了解自己的身体构造、读懂自己的身体"密码"；如何听懂医生在接诊过程中传

读懂自己的身体"密码"
接收医生传达的信息

1

达的信息，理解相关的医学术语和诊疗意见，从而在就医过程中做到良好的医患互动，获得最佳的诊治效果，就显得很有必要。

面对患者无法理解的术语，我会不时闪现出"智慧的光芒"，用浅显的"比方说"来进行解释，往往能获得很好的效果。但由于时间的限制，我说得不过瘾，患者听得也是意犹未尽。

因此，如何能向患者系统地传递这些知识呢？解读这些密码，就必须要说清楚女性的生殖生理、组织构造，要说清楚各种常见疾病的发病机理和诊断依据，要把医学生至少要学一个学期的 80 万字的一本教科书从头到尾划一遍重点。这个，似乎（绝对）有难度的吧！虽然我曾经也有过动笔的想法，但却觉得没有能力来完成。因此，当编辑老师在 2 年前第一次向我约稿时，我掂量了下自己的分量，并不敢应允下来。

承蒙编辑老师对我的"不离不弃"，2018 年 11 月，她再次来向我约稿。她的一句"不设框框，写出你想写的话，写出你自己的风格"，让我获得了很大的自信。在她的鼓励下，我终于下决心写这样一本书，一本可以实现我"少年时代做医生的理想、青年时代当作家的梦想，以及中年时代抒发医学人文思想"的书。通过这本书，可以把女性朋友们"想听的、能听的、会听的"话用我"想说的、能说的、会说的"方式一一道来，这便是给予她们最好的诊室之外的帮助。

有想法有灵感只是一个"受精卵"，真的要开始写，让它"着床"在电脑里，还真花了好几个星期的酝酿。该用什么方式写呢？

我想"肆意"发挥下自己的"才气"，用原创打油诗的形式把一些医学知识写成"诗话"，将女性的生理现象和疾病发生的原因进行概括，然后用通俗的文字予以展开，方便读者理解。把25年妇产科临床工作中遇到的一些病例，用"行话"进行解释，以便让读者能浅显易懂地了解医生的"言"（医疗语言）和"行"（诊疗计划）。用不专业的"医诗"解说专业的事："医诗"用"诗话"说"因"（起因、病因）；"医事"用"行话"说"理"（道理、情理）。

做医生时间长了，常常更能从患者的角度考虑问题，也更能理解她们就诊过程中的心情。我感动于她们的一句"高医生，我一个月前才预约到您的门诊，今天来就想听听您的建议"，她们的信任让我更真诚地对待她们。我也有一些肺腑之言想对她们说，不仅是医患间的善意提醒、也是朋友间的知心交流，这便是我想对她们说的"情话"。

这个"骨架子"搭好后，我就沉浸在"孕育"的激动和忐忑中了。感谢编辑老师在整个"孕"期给予我的信任与支持，帮我完成了"产前诊断"，她的评价更坚定了我的写作信念，并为我注入了更大的创作热情。

我期待着读者能在这本"诗情""话医"的书中，听懂医生的话、看好自己的病；不仅能读懂自己的身体语言，拥有更多的健康与幸福；也能在获得妇科疾病的诊疗、预防与保健等相关知识的同时，对医生多一份了解，对医学多一些尊重。

高泳涛

2019 年 5 月

医话有诗
医患有情

目 录

女性与男性相比,有两个特殊的生理功能,一个是月经、一个是生育。这两个生理功能让女性多出了好几个生理期:月经期、怀孕期、哺乳期、更年期……其中的甜酸苦辣真是一言难尽。

于是,有的女性会发出"做女人真苦啊"或"下辈子我一定要做男人"的感慨。其实,正是有了这几个特殊的生理期,才让女性有了不同的人生体验,焕发出不一样的风采。女性要享受性别带来的优势,就需要了解自己,只有在充分了解了自己的生理构造和功能后,才能读懂自己身体发出的信号,做自己身体的主人。

可是,和女性健康、疾病等相关的专业知识都太专业,很难理解,怎么办?来吧,本篇汇集了近 40 首原创小诗,帮你化繁为简,用不专业的"医诗"来解说专业的事,用"诗话"来解密女人"芯"、解释疾病的原因、化解你不必要的疑虑。

读完本篇,你将告别听不懂医生的话、看不懂检验报告的"蒙昧"时期,在呵护自己的健康路上迈出决定性的第一步。

准备好了么? Let's go!

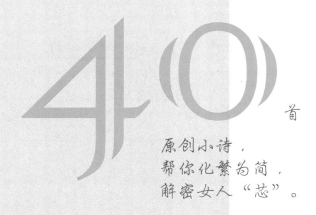

40 首

原创小诗,
帮你化繁为简,
解密女人"芯"。

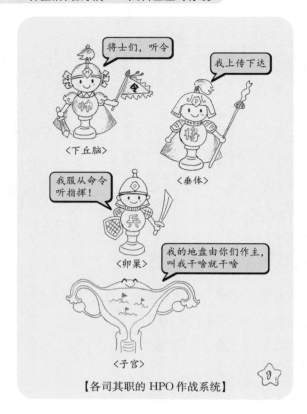

【各司其职的 HPO 作战系统】

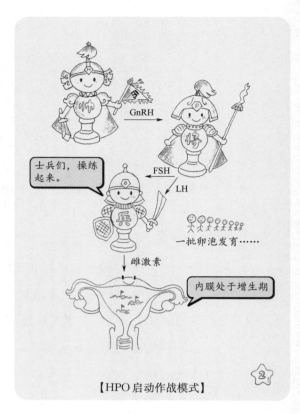

【HPO 启动作战模式】

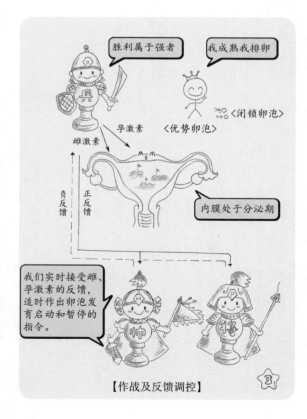

【作战及反馈调控】

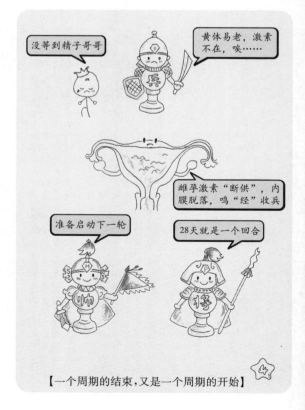

【一个周期的结束，又是一个周期的开始】

一、解密女人"芯"

1. 潮起潮落的秘密——月经

主角：月经，场地：子宫

> 诗云：
> 女子成熟月事忙，丘脑垂体管上方。
> 正负反馈协同制，"姨妈"规律保通畅。

女性的生殖器官由外生殖器、内生殖器组成，外生殖器统称为外阴，包括大阴唇、小阴唇、阴蒂和阴阜等。内生殖器包括阴道、子宫、输卵管和卵巢。

在传宗接代的传统观念里，子宫是女性最宝贵的"家族财富"，是孕育滋养子孙的宫殿。但是，在子宫被有幸推崇到如此高的地位之前，它的功能很单纯也很"不雅"，那就是产生月经。

在聊这位"大姨妈"前，我们首先来简单地说下子宫的构造。

从形态上来分，子宫可分为子宫体和子宫颈两部分。

从组织结构上分，子宫体由内向外分为三层：内膜层、肌层和浆膜层。

子宫内膜层的周期性脱落便形成了月经。

月经来潮是女性性成熟的一个标志。伴随着"她"的潮起潮落，各种喜怒哀乐就层出不穷。下面，我们就来揭开这位"姨妈"的神秘面纱。

教科书上说，月经是有一定周期性规律的因子宫内膜脱落而造成的阴道流血，伴随子宫内膜周期性脱落的是卵巢的功能周期。也就是说，卵巢的功能周期与月经周期是同步的，前者是起因，后者是表现。

那什么又"管控"着卵巢的功能周期呢？

这里我们就隆重介绍"下丘脑-垂体-卵巢轴"（简称 HPO）这一深潜在人体内部"看不见、摸不着"却善于"精细化、规律化"运作的秘密核心系统。

从解剖和功能上来介绍，下丘脑位于大脑内部（丘脑的下方），重量虽然只有 4 克左右，却是调节内脏和内分泌活动的高级神经中枢。垂体位于脑底部的中央位置，体积更小，重量仅有 0.6 克，是人体最重要的内分泌腺。卵巢位于盆腔内，是女性重要的性腺组织。下丘脑和垂体同住一个"村"，能睦邻友好、携手工作还好理解，可卵巢与它们远隔重重脏腑，又是如何合作的呢？

这里就用管理架构模式来解释吧，如果把子宫比作战场，那么下丘脑是司令部，垂体是前线指挥所，卵巢是作战部队，这三级管理"制度"严谨、分工明确。而连接这三方协同作战、传递信号的就是一系列的神经内分泌激素。首先，作为司令部的下丘脑发出启动命令，分泌一种叫 GnRH 的激素（促性腺激素释放激素）输送至垂体，垂体接到指令后先后产生 FSH（卵泡刺激素）和 LH（黄体生成素）两种激素，其中 FSH 能促进卵泡发育，LH 能促使卵泡成熟。远在盆腔的卵巢接到信号后，分别在

3

FSH 和 LH 的作用下，合成、分泌雌激素和孕激素。但这种行动并不是每天都在发生，而是以 28 天左右为一个周期。在卵泡接近成熟前，FSH、LH 和雌激素都达到最高值，在排卵后 7～8 天，孕激素达到最高值，雌激素会出现第二个高值，随后这两种激素水平就逐渐下降。

与此同时，子宫内膜会随着雌激素和孕激素这种波动发生变化。首先，子宫先接受到的是"打前站"的"先遣部队"——雌激素，在雌激素的作用下子宫内膜呈增生期状态。排卵后，在"增援部队"——孕激素作用下转化为分泌期，同时也有第二波的雌激素作为"加强连"来维持子宫内膜的稳定性。之后若没有等到"小主"——受精卵的到来（怀孕），本次"护主"行动宣告失败。雌、孕激素便偃旗息鼓、鸣"经"收兵——随着雌、孕激素的下降，子宫内膜发生脱落，于是月经来潮。

这就是一个关于月经周期的因果故事。

注意哦

虽然这个作战系统非常严谨，但上级"领导"并不高高在上只顾着发号施令，而是很善于听取下级部门的意见。无论是下丘脑还是垂体，一旦接收到雌、孕激素高于或低于某个阈值时，便会进行调控指令，要么暂停、要么启动下一轮卵泡的发育。这就是卵巢分泌性激素的正反馈和负反馈调节作用。

（怎么，还不明白？很正常的哦！因为屡屡被老师用来作为过关考"必杀技"的这道题，也曾经难倒过不少医学生呢。所以嘛，如果还是记不住，就请翻回去，复习下本节开头的那首小诗。）

2. 万里挑一的"出道"——排卵

主角：卵子，导演：卵巢

女孩子来了月经，是否就能具备生育能力了呢？回答"是"，但也"不完全是"。因为正常情况下，只有规律性月经的出现才是女性生殖功能成熟的标志。月经是伴随卵泡的发育、成熟、排卵等周期性变化而出现的。也就是说，是卵泡的发育启动了月经。

> 诗云：
> 一个客厅两卧房，百万卵子各一方。
> 万里挑一才成熟，每月一个能出场。

作为内生殖器的子宫，是连接阴道与盆腔其他脏器的器官，内有子宫腔，在正常情况下有 5 毫升的容量，所以我们把它比做"客厅"。

左右两侧卵巢"卧藏"着许许多多的卵泡，所以我们把它们比作"卧房"。

注意哦

在妇产科临床用语上,通常我们还习惯把卵巢和输卵管称为"附件",不过此"附件"绝对不是可有可无的"副"件,甚至可以被称为"主"件。因为卵巢才是女性的性腺组织,是否天生自带,是女人定"性"的唯一标准,也就是所谓的"无卵巢不女人"。而子宫只是卵巢的下级管理部门,所以那些因先天性发育畸形导致子宫缺如,或后期因为疾病需要切除子宫的女性,都不会变"性"。

在女性的胎儿期,最初的两侧卵巢共有 600 万～700 万个卵细胞,随着不断的闭锁,出生时约剩 200 万个,儿童期多数卵泡继续不断退化,到青春期时仅剩下约 30 万个。青春期后随着发育的不断成熟,进入生育期,每个月会有 3～11 个卵泡能发育,但是其中一般只有一个(偶尔会有 2 个)卵泡可以达到完全成熟,并排卵——我们称之为优势卵泡。而其余的卵泡则自行发生退化闭锁。因此,如果按月经平均持续 35 年来计算的话,女性一生中一般只有 400～500 个卵泡能够发育成熟,仅占总数的 0.1%左右,所以能排卵的那个卵泡绝对是"万里挑一"的哦!排卵活动常由两侧卵巢轮流上演,但也有的可数月连续由一侧卵巢排出。

卵泡从发育到排卵需要经历 4 个阶段,分别称为:始基卵泡、窦前卵泡、窦状卵泡和排卵前卵泡。从第一阶段的始基卵泡到第三阶段的窦前卵泡需 9 个月以上时间,而从第三阶段的窦前卵泡发育到最后阶段的成熟卵泡需经历 3 个月经周期。也就是说,虽然每个月卵巢只排一个卵,但是这枚珍贵的卵泡其实是经过了 9 个月的"雪藏"期和 3 个月左右的"成长"期才"出道"的哦。

排卵后原来的卵泡形成了黄体。如果这个周期卵子未受精,黄体便会在排卵后 9～10 天开始退化,一般不会超过 14 天。黄体衰退后不久月经便会来潮,同时卵巢内又有新的卵泡开始发育,开启新的一个周期。

以 28 天的月经周期算,排卵多发生在下次月经来潮前 14 天左右。排卵前的 14 天我们称之为卵泡期,排卵后的 14 天左右,我们称为黄体期。

3. 鹊桥相会的精彩——受精

主角:受精卵,演出地:输卵管

诗云:
两个卵巢左右厢,各近一条小走廊。
输送精子和拾卵,鹊桥相会做红娘。

怀孕生子，是很多新家庭的幸福起点。排卵后成熟的卵子与精子相遇并受精，便是新生命孕育的开始。若要讲解在显微镜下才能观察到的受精过程过于专业，我们这里就说说通过直观就能想象出来的这两个"恋爱宝贝"相遇并结合的经过。

大家都知道，宝宝是孕育在妈妈的子宫里的，那子宫是他/她最初的家么？哈哈，回答是否定的。原来，宝宝是从输卵管里"移居"过来的。

输卵管左右各一，细长而弯曲，内侧与子宫角相连通，外侧与同侧卵巢相拥相依，全长8～14厘米。根据形态可分为四个部分，由内向外依次为：间质部、峡部、壶腹部和伞部。其中，间质部与子宫腔相同，伞部与腹腔相通。

在伞部的管口处有许多指状的突起，就像一把伞一样，平时自然收拢，但在卵巢排卵时可以轻轻撑开，将卵子拾进输卵管，被称为"拾卵"。若输卵管因为各种原因丧失了这个拾卵功能，那卵子只能孤零零地漂流在盆腔里，与冲锋陷阵到达子宫腔内的精子隔"宫"思念，终结一生一世的情缘，孤独终老了。

然而，输卵管毕竟是有责任担当的，在受精的过程中义不容辞地承担起了"鹊桥"的作用。当成熟的卵子从卵巢中被排出后，经输卵管的伞部进入输卵管内。卵子与具备了授精能力的精子相遇于输卵管，结合而形成受精卵的过程称之为"受精"。

注意哦

受精最常发生的部位是在输卵管的壶腹部。通常受精发生在排卵后12小时内，整个受精过程约需24小时。

4. 厚积"勃"发的亮相——孕育

重头戏：妊娠，演员：受精卵

> 诗云：
> 鹊桥相会在走廊，受精入住谓着床。
> 宝贝厅内搭帐篷，九月之后来亮相！

上面说到，输卵管是两条"走廊"，精子卵子相遇并受精就是在此"鹊桥"上完成使命的。在受精后30小时，受精卵——这个爱的种子便借助输卵管的蠕动向子宫腔方向移动，同时自身也在不断细胞增殖分裂。在受精72小时后形成早期囊胚，于第4天后进入宫腔,在受精后的第 5～6 天成为晚期囊胚。此时,子宫内膜也在孕激素的作用下同步做好"土壤"的增厚准备以迎接这颗种子的到来。当晚期囊胚成功种植于子宫内膜后,便圆满完成了着床(此处应该有欢呼)。

如果在此过程中出现"种子发育不良"(如染色体的异常),或者"土壤质地不良"(如子宫内膜菲薄或宫腔粘连),或者"营养环境不良"(如卵巢黄体不能分泌足够量的孕激素),都会造成受精卵的着床失败。这种情况下,月经就会如期到访。一个失败的"生命计划"甚至可能并不被察觉,而仅仅被认为是一次通常的"月经"。

但是,生命的缔造总是充满了偶尔性和必然性。一旦达到"天时地利人和"的最佳状态,一个新生命就开始在宫腔内茁壮生长。此时,子宫内膜转化为蜕膜,使流经内膜的血流更加充沛、营养更丰富。同时,卵巢内也开始进行"专项行动":排卵和新卵泡的发育均告停止,全力支持宫腔内那棵"小豆芽"的生长,在 10 周以前均由黄体产生大量的雌激素和孕激素以维持妊娠持续。

注意哦

在爱的阳光雨露滋润下,这颗"小豆芽"从胚胎长成了胎儿,在经历了早孕期(<13 周)、中孕期(13～27 周末)、晚孕期(28～41 周末)三个阶段后,历经 9 个多月的孕育,宝贝就顺利诞生啦!

二、 不得不说的女人病

来妇科门诊看病，最常见的原因有哪些？除了"姨妈病"（鉴于这位"姨妈"的表现实在过于活跃，我们得另辟专题进行解说），还有的就是离不开"痒（瘙痒）、痛（痛经）、瘤（肌瘤、囊肿）、血（异常出血）"等，那就来说说这些不得不说的女人病。

1. 没有硝烟的战争——生殖道炎症

关键词：屏障失守

> 诗云：
> 客厅卧房不能脏，天然结构有屏障。
> 一旦敌强我却弱，炎症入侵难抵挡。

"医生，我外阴反复瘙痒好几个月了，是怎么回事？"

"医生，为什么我结婚后白带就开始不正常了？"

"医生，我发烧腹痛，会是盆腔炎么？"

每天，都会有不同的患者因为相似的问题来到妇科门诊，生殖道炎症也成为了妇科门诊就诊原因中"名列前茅"的一类疾病。无论是外阴炎、阴道炎、宫颈炎还是盆腔炎，都属于这一类疾病。

有个现象大家可能会发现，除了外阴炎也可以见于幼女或绝经后女性外，其他各种生殖道炎症均好发于性活跃期的女性，而年幼、年老和无性生活的女性却并不多见。这是为什么呢？究其原因，这主要与女性生殖道的自然防御功能有关。

在生理结构上，女性两侧的大阴唇自然合拢，加上盆底肌肉的作用，对阴道口、尿道口可以起到遮盖和闭合的作用，可以防止外界污染。宫颈内口紧闭，同时宫颈管还会分泌黏液形成胶冻状的黏液栓，黏液栓里的一些成分可以抑制病原体侵入子宫内膜。

在生理功能上，正常的阴道内存在着以乳酸杆菌为主的微生物群，保持着动态平衡。乳酸杆菌使阴道内保持酸性的状态，可以抑制其他细菌的生长。另外，育龄期女性的月经使子宫内膜周期性脱落，也是消除宫腔炎症的有利条件。除此之外，生殖道黏膜上的淋巴组织、细胞因子等发挥的免疫功能也起到了抗感染的作用。

这些结构和功能上的天然优势就好比是女性天生自带的"防卫武器"，但当各种原因导致自然防御功能被破坏，或机体免疫力降低时，这种防卫武器便会失去光芒。因此，一旦遭遇较强的外源性入侵者（各种病原体）时，炎症就不可避免地发生了。女性开始有了性生活后，由于阴道内环境的改变或其他自然防御功能的减弱，其感染生殖道炎症的机会也就增加了。

年幼的女童因为外阴还未发育好，不能形成良好的遮盖，加上雌激素水平很低，阴道上皮薄，乳酸杆菌少，因此细菌容易入侵，导致"婴幼儿外阴阴道炎"。

绝经后的妇女或产后哺乳闭经期间的女性,可因卵巢功能衰退或卵泡暂停发育,导致雌激素水平降低,阴道壁黏膜萎缩变薄,乳酸杆菌减少,从而造成局部抵抗力降低。此时致病菌过度繁殖或入侵便容易引发"萎缩性阴道炎",发生于老人的俗称为"老年性阴道炎"。

育龄期女性最常见的外阴-阴道炎症是"外阴阴道假丝酵母菌病"(俗称霉菌性阴道炎)和"细菌性阴道病"。至于"如雷贯耳"的宫颈炎,也是非常常见的一种妇科疾病,分为急性和慢性两种。急性宫颈炎发生的常见原因有:致病性较强的病原菌的入侵、宫颈损伤等。当急性炎症未治疗彻底,或者病原体持续感染,便可以导致宫颈息肉、宫颈肥大等慢性宫颈炎。

阴道炎和宫颈炎常见的症状是外阴瘙痒和白带异常,包括白带颜色、量和性状的改变,有时还可以出现"异味"。

除了以上几种情况,对女性生育能力和健康影响较大的生殖道炎症是盆腔炎。

轻度或中度的炎症可以只局限在子宫、输卵管或卵巢,若病原体毒力强而人体抵抗力降低时,还会导致弥漫性腹膜炎甚至全身感染。由于病原体往往沿着子宫内膜上行,一路可以引起子宫内膜炎、子宫肌炎,蔓延至输卵管黏膜,可以引起黏膜肿胀、粘连,导致伞端闭锁,形成输卵管积脓。同时,还可能引起输卵管周围炎,脓性渗出物增多造成与周围组织粘连,形成输卵管卵巢脓肿。

在症状上,根据炎症轻重及范围大小而有不同,比较典型的症状是发热和腹痛,伴有阴道分泌物增多。但程度轻、身体耐受性好的患者,可无症状或症状轻微。这种腹痛往往表现为持续性的下腹痛,在同房后症状加重。若没有进行及时的治疗,程度进一步加重,还会引起伴寒战的高热、头痛、食欲不振等全身症状。若盆腔炎发作在月经期,会出现经量增多,经期延长。如果引起腹膜炎,常伴有恶心呕吐、腹胀腹泻等。形成盆腔脓肿后,因脓肿位于盆腔最低位,前后与膀胱、直肠相邻,常常会导致尿急、尿频或肛门坠胀、里急后重的症状。

划重点

> ● 女性的生殖道有自然防御功能,可以抵御外来病原体的入侵。但当各种原因导致该防御功能被破坏,或机体免疫力降低时,就会发生各种炎症。
>
> ● 生殖道炎症以育龄期性生活活跃的女性最为多见。

2. 常见的良性瘤——子宫肌瘤

关键词:肌层"违建"

> 诗云:
> 肌层最易有"违建",四成女性难幸免。
> 不看多少看位置,如何处理重表现。

"我体检发现了子宫肌瘤，可是我什么症状也没有，怎么会这样呢？"

"医生说我的子宫肌瘤是多发性的，是不是就要开刀啊？"

"医生说我子宫肌瘤变性，是恶变的意思么？"

子宫肌瘤作为在妇科门诊就诊原因中的"网红"，也是女性生殖器最常见的良性肿瘤，好发于 30～50 岁的妇女。不过，即使绝经后，绝大多数的肌瘤并不消失，也只是有不同程度的缩小。关于子宫肌瘤的实际发病率，目前尚无统一的说法，因为肌瘤大多不导致明显的症状，所以临床报道的发病率远低于真实发病率。粗略地估计下，通过常规体检发现有子宫肌瘤的比例不低于 40%。

那肌瘤是怎么形成的呢？抱歉，这个问题无法回答。因为直至目前，确切的病因还是没有明了，不过推测可能与雌、孕激素的变化不平衡有关。另外比较能肯定的是，与种族和遗传有些关系，比如说：母亲有子宫肌瘤，其女儿（们）常也有。

子宫肌瘤很常见，那是否人人要"瘤切病除"呢？回答当然是否定的。

如何处置子宫肌瘤，首先要看肌瘤长在什么地方。如果按肌瘤与子宫肌壁之间的关系，由内向外可以分成三种：黏膜下肌瘤（位于宫腔内或在肌壁间向宫腔内生长）、肌壁间肌瘤（子宫肌壁间）、浆膜下肌瘤（位于浆膜或由肌壁间向浆膜生长）。

如果把子宫比作一间房间的话，那肌壁间肌瘤就是长在墙壁内的"违章建筑"；黏膜下肌瘤就是房间内的"违建"；而浆膜下肌瘤就是向房间外扩张的"违建"。

大多数情况下，子宫肌瘤患者并无症状。症状与肌瘤的生长部位、大小、有无变性有关，而与数目的多少关系不大。

直径较大且向宫腔压迫的肌壁间肌瘤或黏膜下肌瘤，常会引起月经量多、经期延长、白带增多等症状。一旦使宫腔变形，还常会导致不孕或流产。

较大的肌瘤由于压迫周围脏器，还会引起尿频、尿急、便秘等症状；其他常见的还有下腹坠胀、腰背酸痛等。

"子宫肌瘤会'变'吗？"这是很多肌瘤之"友"最为关心的。回答很干脆：子宫肌瘤会变性，但是恶变的概率非常小。

啥意思？变性难道不是恶变？是的。实际上，"变性"是在显微镜下的病理学诊断，一旦肌瘤因为局部血供不足导致缺血、坏死而失去了原有的典型结构就称为"变性"，其中大部分都是良性变性，只有 0.5% 左右才会发生恶变，即肉瘤样变。

在处理上，只有引起明显症状的肌瘤才需要治疗。对于无症状的可以随访观察，静观其变。对于引起月经增多、压迫症状明显、导致不孕、怀疑有恶变的肌瘤，需要进行手术治疗。在手术方法上，可以根据患者的年龄、是否已婚、生育要求等进行选择，保守性的手术治疗方式是子宫肌瘤剥除术。对于怀疑有恶变可能、或年龄较大的患者，可以行全子宫切除术。

划重点

- 子宫肌瘤是女性非常常见的一种良性妇科肿瘤，恶变可能非常小。
- 有肌瘤不可怕，只有引起明显症状的肌瘤才需要手术。
- 肌瘤的多少不是问题，问题是肌瘤的位置和大小。
- 可采用个体化的原则选择手术方式。

3. 需要甄别的盆腔肿块——卵巢囊肿

关键词：分类分性

> 诗云：
> 卵巢每月都在忙，难免会出小故障。
> 常见类型有七种，生理病理不一样。

"医生，我B超发现盆腔里有个肿块，说是卵巢囊肿，会不会是肿瘤啊？"

"医生，体检报告说我有卵巢囊肿，到你们医院复查又说是畸胎瘤，怎么会不一样呢？"

每天，在诊室内都会听到这种带着焦虑情绪的问题。若想听最为简单的答案，那回答就是：卵巢囊肿≠卵巢肿瘤，卵巢畸胎瘤=卵巢囊肿。

卵巢作为女性的性腺组织，其组织成分非常复杂，是全身各脏器原发性肿瘤类型最多的器官。若按疾病的性质来分，可以分为良性、交界性和恶性三类。而依照显微镜下组织学的分类则可分为七大类，最常见的有上皮性肿瘤、生殖细胞肿瘤、性索间质肿瘤、转移性肿瘤、瘤样病变等。

在这些肿瘤类型中，以上皮性肿瘤最为常见，包括浆液性囊腺瘤、黏液性囊腺瘤和卵巢子宫内膜样囊肿等。其中育龄期女性常见的是卵巢子宫内膜样囊肿，它是发生在子宫内膜异位症患者中常见的一种卵巢囊肿。一般有痛经、月经改变等症状，囊壁内的异位内膜可随着月经周期激素水平的变化而发生周期性的出血，从而导致囊肿增大。较大的囊肿一旦因为囊内压力过大，或外力压迫，就可以发生囊肿破裂。流出的囊液在盆腔里可以刺激腹膜引起腹痛、恶心呕吐等急性症状；若未及时处理，则可以加重盆腔粘连。子宫内膜异位囊肿大部分都是良性的，但也有恶变可能，以绝经后最为常见。

好发于青年女性的卵巢畸胎瘤属于生殖细胞肿瘤，它的内容物多为皮脂、毛发或牙齿，所以曾有"皮样囊肿"之称。若囊肿较小，可以没有不适，常常在体检中被发现。而比较大的畸胎瘤（一般都在6厘米左右，很少会超过10厘米），一旦因为体位的突然改变，会发生囊肿蒂扭转，表现为突然的一侧下腹痛，并伴有恶心等症状。畸胎瘤并不是"寄生胎"，而是起自原始生殖细胞的一组肿瘤，它也有良、恶性之分，其"性质"取决于所含的胚层组织的成分和组织分化程度。大多数畸胎瘤都是良性的，而组织分化不成熟的未成熟畸胎瘤就属于恶性。即使是未成熟畸胎瘤也不可怕，虽然它有较高的复发和转移率，但却有"改邪归正"的特点，会不断向成熟转化，从而实现恶性程度逆转的现象。其他的生殖细胞肿瘤中也有一些恶性的类型，比如卵黄囊瘤（又称为内胚窦瘤），以青春期少女和年轻女性多见，在肿瘤标记物中有一项特异性的

11

指标——AFP(甲胎蛋白)会明显增高,是诊断和治疗后随访的重要检查项目指标。

常见的性索间质肿瘤包括颗粒细胞瘤、卵泡膜细胞瘤和纤维瘤。其中颗粒细胞瘤为低度恶性肿瘤,卵泡膜细胞瘤以良性为多见,纤维瘤虽然是良性肿瘤却会引起腹水和胸水,是个会干点"坏事"的"好人"。这类肿瘤常有内分泌功能,会分泌一些雌激素或雄激素,会使绝经后的女性出现"月经"。

卵巢转移性肿瘤占卵巢肿瘤的 5%～10%,常见于来自消化道、乳腺恶性肿瘤的转移。有时原发灶可并不明显,而是以发现双侧性卵巢肿瘤伴有胸水、腹水才被发现。

被人们所熟知的"卵巢囊肿",其实更多的是一类在门诊中非常常见的卵巢囊肿,叫做"瘤样病变"。说是"病变"却并不是恶性的意思,正相反,这是一类良性囊肿。比如排卵前形成的滤泡囊肿、排卵后形成的黄体囊肿等,一般直径上都<5 厘米,且会在 1～3 个月经周期后自行消退,所以又常被称为卵巢生

理性囊肿。有这种情况的人真不少! 很多患者会在体检时被超声科医生告知"左(右)侧卵巢有一个囊肿",于是立刻在心里种上了"草"(毒草),还没有拿到正式体检报告,就已经在网上输入了"卵巢肿瘤"的关键词,下载了 N 篇论文、"杂"文,并预约好了专家门诊;熬过了数个难眠之夜后到医院复查,却被告知:"囊肿没有了……"

划重点

- 卵巢肿瘤根据组织学类型的不同分为几种,不同类型的肿瘤有良、恶性之分。
- 正常情况下卵巢会出现生理性囊肿,一般会自行消失。
- 发现卵巢"囊肿"并没有想象中的那么可怕。

4. 痛,并重复着——子宫内膜异位症和子宫腺肌病

关键词:继发痛经

> 诗云:
> 内膜应在子宫腔,却常不羁走他乡。
> 常驻卵巢盆腔底,痛经渐剧改经量。

"医生,我有子宫内膜异位症,这是怎么回事呢?"

30 岁的小蒋因为痛经、婚后 2 年未孕,来医院检查时发现了双侧卵巢各有一个 4 厘米

左右的卵巢囊肿,超声提示"子宫内膜样囊肿可能"。

当原本应该"乖乖"待在子宫腔的内膜组织(腺体和间质)却出现在了子宫体以外

的部位时,就被称为子宫内膜异位症,简称"内异症"。这些异位的内膜可以"就近驻扎"在盆腔脏器和腹壁腹膜,也可以一路"游荡"到全身其他任何部位,如肺、胸膜、乳腺或鼻腔。其中,最常见的"营地"是卵巢和子宫骶韧带。

内异症在卵巢形成子宫内膜样囊肿,最初在卵巢表面形成斑点或数毫米的小囊,随着病变的发展,可以侵犯卵巢内部,随着卵巢激素的周期性变化发生反复的周期性出血,最终形成单个或多个大小不一的囊肿,大多数直径为4～5厘米,大者也可以长到10～20厘米,囊液为陈旧血性液体,呈暗褐色,因性状和颜色酷似巧克力酱(液),因而得名"巧克力囊肿"。

巧克力囊肿在月经期内会发生出血增多,一旦腔内压力增大可以发生破裂。破裂后的渗出物可以跟临近的盆壁或乙状结肠等组织发生紧密粘连,最终造成卵巢固定在盆腔内,活动度变差。

另一个内异症好发的部位是在宫骶韧带和直肠子宫陷凹,均位于盆腔后部较低处,原因是身处"盆地",与经血中的内膜碎屑接触最多,因而异位的子宫内膜极易在此"扎根"。由于宫骶韧带上的神经末梢分布较为丰富,所以常会引起明显的痛经,并引起肛门放射痛。

"医生,我两周前刚发现时囊肿只有3.5厘米,为什么才过了2周就长到了4厘米,长得这么快,会不会是恶性的呢?"小蒋很担忧。

"两次做超声的时间分别是月经的什么阶段?"我问。

"上次是月经干净后两周多做的,这次复查是月经的第6天,还没有彻底干净。"

因为巧克力囊肿内的异位内膜与月经同步脱落出血,所以在经期或邻近结束时会有较多的积血,于是短期内会有增大的现象。但并不能因此来判定它的良、恶性。根据病理学诊断,在显微镜下,从组织形态学上说,内异症应被判定为"良性",也就是说内膜异位囊肿绝大多数都是良性的。但是(请注意转折的语气),若从其行为表现上看,却有类似恶性肿瘤的三大"罪状":种植、侵袭和远处转移,所以会有广泛累及(盆腔内脏器)、远处发现(肺部)和极易复发的特点(保守治疗后约有50%的人会复发)。也就是说,子宫内膜异位症"不是恶人却干坏事"。

子宫内膜异位症最常见,也是最典型的症状是:继发性、进行性加重的痛经。疼痛多位于下腹部、腰骶部和盆腔中部,有时也常常向会阴部、肛门和大腿放射。发作时间可以在月经前、月经期或月经后出现,以月经期第1天最为剧烈。也有少数患者因为盆腔粘连严重,可以表现为持续性的下腹痛,但在经期加重;此外,性交痛也常见。不过,也有25%的内异症者可以没有自觉症状。

疼痛的严重程度是否与病灶大小有关呢?不一定。粘连严重、子宫内膜样囊肿的患者亦可并无疼痛,而盆腔内小的散在病灶却可能引起剧烈的疼痛。

由于内异症常导致卵巢组织被破坏,因此还可以引起月经改变,包括经量的增多、经期延长或月经淋漓不净等。另外对于有生育计划的女性来说,内异症还有一个危险,就是不孕症,约有一半的内异症者存在不孕现象。

对于子宫内膜异位症的治疗,用28个字概括根本目的是:"缩减和去除病灶,减轻和控制疼痛,治疗和促进生育,预防和减少复发。"通俗来讲就是:"有瘤(囊肿)去瘤,有痛治痛,没生要生,治了少发。"

"医生,她是痛经,我也有,为什么我的B超单上写的是子宫腺肌病?"在候诊区曾经跟小蒋交流过的靳女士带着疑惑来问诊了。

"你除了痛经,还有月经增多么?"我问。

"有,有! 我的痛经也是近3年才有的,而且近半年越来越厉害。这几月来,月经量也明显多了，每次来都要用成人尿不湿，不然都不敢出门。上个月体检发现有贫血了。"

靳女士的表现，都是子宫腺肌病的典型症状。

子宫内膜腺体和间质存在于子宫肌层内时，就是我们平时常说的子宫腺肌病（有时也被称为子宫肌腺症），虽然与子宫内膜异位症症状相似，也以进行性加重的痛经和月经量增多为主要表现，但两者的发病机制却并不相同。确切的病因尚不清楚，但与遗传、子宫内膜基底层损伤、高雌激素血症等有关。多次妊娠、刮宫、剖宫产、慢性子宫内膜炎都会引起子宫内膜基底层的损伤。也有35%的子宫腺肌病患者并没有症状，而常常在超声诊断中被发现。虽然与子宫内膜异位症的病因不同，但都受雌激素的调节，常合并子宫肌瘤和子宫内膜增生。

子宫腺肌病患者痛经的时间往往在月经前一周就开始，直至经期结束。异位的内膜随着月经周期不断发生出血，子宫体积不断增大，由于病灶常呈弥漫性分布，所以子宫往往均匀性增大，呈不同大小的球形。因反复

出血的腺体导致病灶周围的纤维组织不断增生，所以病灶与周围肌层往往无明显界限，就像混有燕麦粒和亚麻籽的"杂粮面包"。只有小部分的子宫腺肌病可以呈局限性成长，形成团块，称为子宫腺肌瘤，虽外观与肌瘤类似，但无明显边界。

对于没有症状的子宫腺肌病，可以不进行治疗。对于有明显症状的，可根据年龄、生育要求等而定。靳女士年轻但没有生育计划，可尝试采用药物保守对症治疗、放置左炔诺孕酮宫内节育器（曼月乐）、子宫动脉栓塞等。

划重点

- 继发的、不断加剧的痛经是子宫内膜异位症和子宫腺肌病的共同特征；但也有部分患者可以没有症状。
- 根据症状、病变的范围结合年龄和生育情况选择治疗方法。

5. 生不逢"室"的怀孕——异位妊娠

关键词：误入歧途

> 诗云：
> 种子着床走错家，输卵管里发了芽。
> 误入歧途成"炸弹"。提早发现去掉它。

异位妊娠，就是我们平时常说的宫外孕。宫外，是指子宫体腔外。只要受精卵着床的

位置在子宫体腔外，都称之为异位妊娠。其中95%的宫外孕发生在输卵管，即输卵管妊

娠，发生在其他部位的还有卵巢妊娠、宫颈妊娠、腹腔妊娠等。

正常情况下，受精卵在壶腹部受精后会随着输卵管的运动"被输送"到宫腔内着床。但如果因为输卵管炎症，或者输卵管发育不良，或者之前输卵管有过手术史等原因，均会导致输卵管管腔的粘连、狭窄、扭曲、过长，从而会成为受精卵入"宫"之路上的层层阻碍。由于子宫腔内膜接纳受精卵的着床有一个最佳的时间点，就好比部队里集合吹的号角，一旦过了时间，"入驻营地"的大门就会紧紧关闭。这时候，那个迟到的"种子"要么只能滞留在输卵管里，要么误入歧途一头扎进宫颈管或卵巢，或索性游荡到腹腔内匆忙找一个临时落脚点。这些流落在异乡的受精卵，有的因为"水土不服"（没有正常的血液营养输送）而停止发育；更多的会在他乡"生根发芽"继续生长，一旦狭窄的输卵管管腔已容不下它，便会发生输卵管破裂，引发出血。如果这时侵蚀的是比较大的血管，就会在短时间内引起腹腔内大出血，从而引起休克等危及生命的情况。因此，这颗小小的种子就是一颗威力不可挡的"不定时炸弹"。

异位的受精卵在长大过程中，会引起患侧的小腹隐痛或坠胀，一旦发生输卵管破裂以及腹腔内出血，会导致下腹和全腹的疼痛。在异位的妊娠物去除前，子宫内膜在激素的作用下，会发生类似妊娠的蜕膜反应。但胚胎停止发育时，由于激素水平的下降，子宫内膜可以发生部分脱落，从而引起不同于正常月经的阴道出血。这也是宫外孕非常常见的两个临床症状——腹痛和不规则阴道出血发生的原因。

正因为异位妊娠有很大的危害性，所以，只要临床上高度怀疑，医生会非常重视，会跟患者交代病情，建议尽早手术，以免发生输卵管破裂大出血，危及生命。

划重点

- 异位妊娠的典型症状是停经、不规则阴道出血和腹痛。
- 输卵管妊娠最常见，一旦发生异位妊娠破裂会导致腹腔内大出血，因此需要早诊早治。

6. 不是赘生，是松弛——盆腔脏器脱垂

关键词：老年常伴

诗云：
老年常被脱垂伤，不敢出游走远方。
重者站立即膨出，咳嗽一声尿自淌。

"医生，我下面怎么长了一个圆圆的东西？早上起来挺好的，可一到下午就掉出来了，就像长出了一块肉，这是什么呀？"

72岁的杜阿婆，因为发现阴道内有肿物脱出一个多月，在女儿的陪同下来到了医院。她生过3个孩子，一直有慢性便秘的习惯。

"平时小便如何，有排不干净的感觉么？"我问。

"小便老是觉得解不干净，老是想上厕所。还有，就是有时大笑或咳嗽时，小便就控制不住，会自己流出来。害得我这几年都不敢出去旅游了，就怕漏小便。"杜阿婆无奈地说。

通过妇科检查，发现杜阿婆存在阴道前壁和膀胱膨出，同时还有子宫脱垂。

女性的盆底由封闭骨盆出口的多层肌肉和筋膜组成，就好比是一张"绷床"，尿道、阴道和直肠均"打此经过"。盆底组织承担着将子宫、膀胱和直肠等脏器保持正常位置的功能。如果由于多产、分娩时产道的损伤、产后过早地开始重体力劳动、慢性咳嗽或便秘导致腹压增加，或者更年期雌激素水平下降、绝经后盆底支持组织的萎缩等因素，这张"绷床"便会变得松松垮垮，原本"床"上的子宫、膀胱或直肠就会不再被"束缚"，分别往阴道外脱出，即盆腔脏器脱垂，并引发排尿困难、漏尿、尿频等盆底功能障碍。

"我妈妈觉得'掉出来'的东西比以前大了，是不是说明问题严重了？她平时还会觉得阴道有潮湿的感觉，会有一些黄黄的白带，有时走路时间长了，内裤上还会有一点点的血迹，这些与脱垂都有关系么？"杜阿婆的女儿问。

常见的盆腔脏器脱垂有阴道前壁脱垂（常同时伴有膀胱膨出）、子宫脱垂（包括宫颈或宫体）、阴道后壁脱垂（可伴有直肠膨出）。根据脱垂部分与阴道口的距离可分为4个等级，脱垂的范围越大，分级越高。除了盆底功能障碍的症状，还常常因脱垂的组织（宫颈和阴道）与衣裤摩擦而出现黏膜的溃疡、出血和炎症。轻-中度的盆腔脏器脱垂可以在休息后自行回纳或用手复位入阴道，但直立较长时间或腹压增大后又会脱出；严重的脏器脱垂可在站立后就脱出，有时无法回纳。

轻度的脏器脱垂可以通过盆底肌肉功能锻炼来增加盆底肌肉群的张力，就好比拉紧"绷床"上的绷绳，减轻脱垂的程度；也可以使用美其名曰"子宫托"的阴道内置式工具，把下垂的宫颈或阴道壁向内、向上托起，就好比在下垂的"绷床"下放置一个软皮包裹的凳子，托起床垫，防止"床"上的子宫或阴道壁脱垂。若是严重的盆腔脏器脱垂，则需要通过手术来治疗，具体采用何种手术方法，要结合患者的年龄、个体情况等来选择。

划重点

- 多见于老年女性，妊娠因素也不少见。

- 分娩导致盆底松弛或慢性腹压增加也是发病原因。

- 轻度的可以通过功能锻炼延缓，中度以上需要手术治疗。

三、"姨妈"的 72 变

在介绍善变的"姨妈"之前,先说说标准"姨妈"应该具备的"气质"。

- 常规来访间隔(正常的月经周期):28±7 天,也就是 21～35 天;
- 通常驻留时间(正常的经期):2～7 天;
- 一般体量(平均经量):20～60 毫升;
- 有效芳龄(行经年度):35 年。

总体评价,"姨妈"初"出道"时各方面都不太稳定,随着年龄增长,性格逐渐沉稳平和,讲规律守信誉,偶尔有些小"作"也无伤大雅。临近知天命时,又出现波动,不过一般还比较知趣,最终在若即若离中按期辞别,挥挥手,不带走一片云彩。但有时,也会性情大变,持续一段狂风暴雨般的告别仪式后,方才偃旗息鼓。

下面,我们就来一一了解下各个时期"姨妈"的各种表现。

1. 青春期的"姨妈"

关键词:初来乍到,可以任性

> 诗云:
> 十岁乳腺始萌发,两年半后来"姨妈"。
> 五年之内常凌乱,不多不长就随它。

"医生,我女儿 12 岁初潮,现在 2 年过去了,周期还是很乱。有时一个月来两次,有时 3 个月来一次,量也有时多有时少,会是月经失调么?她这么小就这样了,以后会好么?"

茜茜的妈妈平时很关注孩子的生长发育,2 年来对"失调"月经的担忧一直困扰着她,这天她带着女儿特地来检查下。

经过询问得知,茜茜的月经有时经量正常,6 天左右就能干净,但有时也会出现量少、淋漓 2 周的情况。通过检查发现,14 岁的茜茜身高已 165 厘米,体态匀称,乳腺发育也

不错。做了 B 超检查,双侧卵巢都能看到数个小卵泡。

"先不忙着治疗,目前属于正常情况,可以继续观察下。"我说。

女孩子接近 10 岁就会出现乳腺的发育,称为"乳房萌发",即会在双侧乳腺出现"乳核"。一般月经初潮出现在乳房萌发 2.5 年后左右,初潮是进入青春期的重要标志,提示卵巢产生的雌激素已足以使子宫内膜发生增殖和脱落。平均初潮的年龄是 12～15 岁,不同种族、不同地域的人群,受到遗传、营养、环境等的多重影响,初潮的年龄可有提前或延

后，上海地区的少女初潮年龄是 12～13 岁。

青春期的下丘脑-垂体-卵巢轴功能还未成熟，所以往往只是有卵泡发育，或即使发育成熟也不能排卵，因此月经周期常常并不规律。常常表现为周期不规则，短则十几天，长则 3～4 个月，经量也是或多或少，经期也长短不一。这种情况下，若只是周期延长或经期偏长，但量也不明显增多，可以抱着"宽容"的态度继续观察，并不需要急着就医。由于

青春期的少女正处在生理和心理的急剧变化期，情绪多变，发育不健全的下丘脑-垂体-卵巢轴（HPO 功能轴）更容易受到内、外环境的多因素影响，导致排卵障碍，因此，一旦出现经量明显增多、持续多日，或经期明显延长持续不尽，则需及时就诊。

青春期女性初潮后需要 5～7 年的时间才能建立稳定的月经周期调控机制，直到建立规律的周期性排卵后，月经才逐渐正常。

Tips

既然青春期的"姨妈"这么任性，那就先用"宽容"的态度对待"她"吧。

2. 花样年华的"姨妈"

关键词：成熟稳定，若停查孕

> 诗云：
> 十八步入好年华，机能成熟状态佳。
> 排卵规律月事准，适龄生育小娃娃。

"医生，我这次月经过了 3 天还没来，平时都很准的，我自己用验孕棒测了下，好像有了……"

这种情况在妇科门诊里每时每刻都在发生。

18 岁之后，经过几年的磨合和试运行，作为调控排卵和月经周期的 HPO 功能轴，其工作能力已炉火纯青。这时候，女性便开启了一生中最美丽的生理阶段——育龄期。

育龄期，顾名思义，就是具有生育能力的年龄段，18 岁开始，历时约 30 年。从降低女

性生育风险、提高儿童素质的角度来说，最佳的生育年龄是 20～28 周岁。

因为育龄期的卵巢功能比较稳定，所以月经表现得往往都比较规律。但有时也会受精神或身体机能的影响而出现偶尔几次的周期提前或延迟，但一般经期和经量不会有很大的变化。以下是一些常见的情况。

（1）周期缩短：由于卵巢黄体功能不足（孕激素分泌不足或黄体过早衰退），可以导致子宫内膜的分泌反应不良，导致"姨妈"频频光临。

（2）经期延长：虽然排卵后黄体发育良好，但萎缩过程延长，导致子宫内膜不规则脱落，整个经期延长。

（3）月经量的改变：经量较平时的量减少或增多超过 1/3 以上。

如果周期明显延长、或不规则，伴有经期或经量的改变，则属于异常情况。

不过，一旦出现这种异常情况，先不要急着跑医院做检查。如果有性生活，又没有落实确切的避孕措施，先去药房买个验孕棒试试。因为对于育龄期的女性来说，一旦有月经异常，医生首先考虑的就是排除怀孕。

Tips

花样年华的"姨妈"，只要"讲规律、守规律"就行，偶尔有些"作"，也是可以接受的。若有停经、不规则出血等情况，一定要先查是否有怀孕的可能。

3. 中年时代的"姨妈"

关键词：机能减退，性情有变

> 诗云：
> 女子四十还是花，机能开始会下滑。
> 排卵不定看状态，周期长短起变化。

刚过了 40 岁生日的秦女士，发现近半年来月经开始有些变化了，首先是周期开始忽长忽短，由原来的 28 天要么延长至 35 天，要么缩短为 23 天，而且经量也比原先减少了 1/3。

"医生，我这是什么情况，我是不是快绝经了？"这天，一坐进诊室，她就急急地问道，精致的妆容也掩盖不了她焦虑的神情。

通过询问病史和激素六项的检测，果然发现秦女士的卵巢功能开始减退，更年期的大门已经徐徐向她打开。

"什么？更年期了？别人不是 50 岁左右才开始么，我怎么会这么早？"

其实，秦女士不必嫌弃"更年期"这个标签，无论心底里如何拒绝"变老"，年龄的增长毕竟是不以个人的意愿为转移的。况且，更年期也并不是绝经前期。从真正意义上讲，40 岁至绝经前的那几年都称为更年期，一般前后可达 10 年。在此过程中，随着卵巢功能的减退，月经的周期可以出现变化，或忽前或忽后，周期可以长短不一，经量和经期也可能发生改变，但只要周期在 21～35 天的范围内，经量改变没有超过 1/2，就可以不必"大惊小怪"。

Tips

中年时代的"姨妈"会有些小脾气，处置的最好的方式是观察和放松心态。释然不惧更年期，女人四十也是花！

4. 不老的"姨妈"

关键词：该停要停，谢"绝"再见

> 诗云：
> 五十前后月事荒，或早或迟不同样。
> 停止一年谓绝经，偶尔还会来几趟。

当月经停止来潮超过 1 年，就称之为绝经。

中国女性的平均绝经年龄为 49 岁，绝经年龄受遗传（如母亲绝经得晚，女儿们的绝经期也迟）、营养、种族、生活环境等因素的影响而有所差异，一般也可以早于 45 岁，也有的女性会晚于 55 岁。

围绝经期是女性自生育期的规律月经过渡到绝经的阶段，包括从出现与卵巢功能下降有关的临床特征起，到末次月经后的一年。

随着卵泡不断耗竭，女性体内的雌激素水平不断下降，卵泡即使成长也很少能成熟排卵。在绝经前的两三年，一开始会表现为周期缩短，之后慢慢会出现月经周期的延长，同时伴有经量的减少，这往往就是一个绝经期倒计时的信号。但也有一部分女性，由于长期无排卵也就没有孕激素对抗，导致子宫内膜在雌激素高水平的状态下增生过长，从而会出现月经量多、经期延长或淋漓不尽等症状。有时常常很难"自净"，且因出血量大、出血时间长而发生贫血。若此时不能及时干预，子宫内膜持续增生过长，小部分还可能会出现癌变。所以，一旦出现月经量明显增多、经期延长，需要及时就诊，这种情况下常常要通过刮宫来明确诊断和治疗。

如果在排除了药物和遗传因素后，在 56 周岁后还时时有"姨妈"来访的，则要警惕是否有肿瘤性疾病了。因为具有内分泌功能的卵巢肿瘤（如颗粒细胞瘤和卵泡膜细胞瘤）都会分泌一些雌激素，从而导致到了绝经年龄还不能跟"姨妈"说"byebye"。

"绝经了，就不要来找我。"这是要跟"姨妈"说的一句"绝情"的话。因为一旦出现绝经后阴道出血，首先要排除生殖道肿瘤的可能，常见的有宫颈癌、子宫内膜癌和卵巢癌等。

有绝经后阴道出血，就一定是肿瘤么？

不全是。比较常见的引起绝经后阴道出血的还有生殖道炎症，比如萎缩性阴道炎、宫颈炎、子宫内膜息肉、子宫内膜炎等。

有绝经后阴道出血的,都是"病"么?

也不是哦。在正常情况下,我们也常常看到一些"绝经"时间早,但过了1～2年又会偶尔或规律性来月经的女性。这种情况无论是持续时间还是出血量都与以往的月经量相似,且出血前也会有跟以往月经前相似的乳腺胀痛等症状,通过检查可排除子宫或卵巢的器质性病变,而性激素测定发现卵巢功能果然没有衰竭,可能是各种原因导致暂时休眠的卵泡"复苏"了。

Tips

绝经延迟和绝经后阴道出血情况不同,原因不同。除了有生理因素外,更主要的要排除肿瘤的可能。

5. 豆蔻年华,为啥还没有"姨妈"

关键词:原发闭经,要查原因

诗云:
二八豆蔻好年华,迟迟不见来"姨妈"。
先天因素最常见,有无畸形查一查。

小郦已经16足岁了,如花骨朵一般亭亭玉立,红润的皮肤吹弹可破。虽然乳房已发育得很好,但是却还从未来过一次月经。因为父母在国外工作,所以一直与奶奶一起生活。

"不急,我们当年也大都是16、17岁以后来第一次的,我还是直到18岁才来的呢。晚点来还能再长长个子,蛮好。"奶奶凭着老经验一直没有觉察出小郦的生理异常。

这天,在同学的陪同下,小郦羞涩地来到了医院。

在体检中,我发现小郦的乳房和外阴发育都正常。通过盆腔超声检查,竟然没有发现子宫,却只探及双侧卵巢。原来,小郦一直不来月经的原因是存在先天性的生殖道畸形——子宫缺如!

因为小郦的卵巢功能正常,所以乳腺和外阴等女性性征发育都与常人无异。但是因为没有子宫,所以即使卵泡能周期性正常发育成熟,也无法形成子宫内膜的周期性脱落,当然也就不会有月经了。

14岁的晓婷生长发育都和同龄的孩子一样,但月经却迟迟不来。不过,最近几个月,每个月的中旬总会出现下腹坠痛,并且这两个月来越来越加重了,同时还伴有肛门坠胀和尿频的症状。这天,晓婷因腹痛难忍由家长带到外科就诊,超声提示盆腔内两侧有囊肿并伴有盆腔积液。转到妇产科一查,原来是"处女膜闭锁"，我果断地给予处女膜切开手术，从晓婷阴道里导出大量陈旧性血液，晓婷的腹痛和其他症状明显减轻了。

晓婷的情况属于先天性处女膜无孔，但子宫和卵巢都发育正常，青春期后卵泡成熟，子宫内膜形成周期性脱落出血。但是因为经血无法排出，导致在阴道内积血。因一直未被发现，所以每个月形成的经血越积越多，逐步积聚在宫腔、输卵管和盆腔，从而在超声下显示为盆腔囊肿（输卵管积血）和积液（积血）。

小郦和晓婷的情况都属于胚胎发育过程中的异常。不同的生殖道畸形，其临床表现也各不相同，其中最常见的是原发性闭经——即女性过了 16 岁，虽有第二性征发育（乳腺、外阴发育等）但还没有月经来潮；或者过了 14 岁，还没有第二性征发育及月经。晓婷的情况就比较幸运，简单的切开引流术就可以解决，但小郦的情况就比较糟糕，虽然可以结婚、有性生活，但无法自己生育。

另外，除了生殖道发育畸形，导致原发性闭经的疾病还有：染色体异常、两性畸形、严重的营养不良、神经性厌食、过度运动等。

6. 姗姗来迟的"姨妈"

关键词：继发闭经，治疗对因

> 诗云：
> 守时"姨妈"突爽约，个中原因需辨别。
> 判断闭经看时段，三个周期或半年。

对于在备孕的女性来说，最期盼的就是"姨妈"的迟到。除此之外，对于其他的育龄期女性来说，最心烦的就是姗姗来迟的"姨妈"。

原本周期规律的月经未在预期的时间内来，就称之为"停经"。如果原本周期正常的月经超过 6 个月，或者超出 3 个以上的周期仍未行，就称之为"继发性闭经"。

要查明"姨妈"迟到的原因，首先要排除怀孕，其次是要甄别出"姨妈"是"小别离"（月经暂时推迟），还是"长别离"（继发性闭经）。若只是因为卵巢延迟排卵导致月经推迟，可以短期观察，等待月经的自行来潮，也可以使用药物催经。但若是继发性闭经，就需要根据病因进行治疗。

导致继发性闭经的主要病因是下丘脑-垂体-卵巢轴及子宫的病变，包括中枢神经-下丘脑性、垂体性、卵巢性和子宫性。常见的疾病有：甲状腺功能异常、高泌乳素血症、多囊卵巢综合征、子宫内膜损伤等。另外，环境改变、过度紧张、过度减肥、肥胖等都可以导致排卵功能轴的运行"失灵"，从而引起闭经。

甲状腺疾病中的桥本氏甲状腺炎继发甲状腺功能减退或亢进，会抑制下丘脑 GnRH 的分泌引起闭经。先天性肾上腺皮质增生症、分泌雄激素的肾上腺肿瘤等也会引起继发性闭经。

多次人工流产、产后或流产后出血过度清宫都可能会引起子宫内膜的损伤和粘连，可导致宫腔、宫颈管、宫颈口部分或全部阻塞，从而引发闭经。

Tips

育龄期女性出现停经首先要考虑怀孕。对于继发性闭经，可采取缓解症状、恢复周期治疗；对于有生育要求的，还可以促排卵治疗，必要时可以采取辅助生殖技术助孕。

7. 缠绵的"小姨妈"

关键词：经期淋漓，内膜查因

诗云：

经期常常不过七，之后不尽谓淋漓。

肌瘤息肉和憩室，往往脱不了干系。

缠绵的"小姨妈"，常表现为经期延长但却量少，或者月经间期少量出血，有时甚至"搭头搭尾"把前后两次的"大姨妈"（正常月经）也连上了，这种"全月无休"的态势着实让人要抓狂。

贺女士近来越来越不能忍受长达 2～3 周的经期了。本来挺正常的月经，在剖宫产生了孩子后，经期从原来的 6 天一下子延长到 14 天。最初的一周经量跟之前差不多，之后就开始减少，但就是淋漓不尽，有时看着好像要停了，可过了半天又会有一些出血。

"医生，现在我一个月内常常只有 1 周的时间可以不用卫生巾，其他时间都不敢不用，就怕它随时又来。"贺女士苦恼地说道。

通过 B 超检查，发现贺女士的子宫上原剖宫产疤痕处有一个 9 mm×7 mm×6 mm 大小的"缺损"，而其他检查都没有问题。贺女士出现经期延长的"罪魁祸首"就是由这个"缺损"——憩室引起的。

憩室就像一个小凹坑，经血可以残留在此，影响经血的及时排出，从而会使经期延长。有时，憩室的症状还可以表现为两次月经间的少量出血。也有的小憩室可以不导致症状，只是在超声检查时被发现。诊断憩室的比较可靠的方法还有磁共振（MRI）。对于没有症状的子宫切口憩室，可以不治疗。但对于经期明显延长的患者，可以通过药物保守治疗，或放置左炔诺酮缓释宫内节育器。若保守治疗无效，可以采用手术修补。

除了子宫切口憩室，"小姨妈"们还可以见于子宫内膜息肉、黄体功能萎缩不全等。另外，经期延长还有可能是子宫内膜增生症

（各种类型的子宫内膜增生过长），甚至是子宫内膜癌变。所以，若B超反复提示子宫内膜不均匀或有占位，必要时需要通过诊刮或宫腔镜来明确子宫内膜是否有以上病变。

对于子宫内膜息肉，可以通过B超来初步诊断，确诊有赖于宫腔镜检查后的病理诊断。而对于黄体萎缩不全的患者，可以在经期的第5、6天进行诊断性刮宫来明确。

Tips

反复经期延长，量少淋漓，要考虑有子宫切口憩室、内膜息肉和黄体萎缩不全的可能。B超可以初步诊断憩室、息肉，黄体萎缩不全需通过诊刮来明确。症状明显者需要通过手术来明确诊治。

8. 变化莫测的"姨妈"

关键词：排卵随意，周期不定

诗云：
多变"姨妈"很随意，忽前忽后无定期。
功能紊乱是缘由，查明原因调周期。

步入中年的柯女士近2年来，每个月都算不准"姨妈"会什么时候来。有时20天就突然光临了，而有时却要拖到50天才千呼万唤始出来，经期也是短则5天，长则10天，而每次的经量倒是相差不多。

"医生，因为我经常要出差，这种周期不定，搞得我每次行李箱里都要放上一包卫生巾以防万一，好烦人的。"

通过B超检查，排除了器质性病变。从柯女士近几个月监测的基础体温表上，发现柯女士的体温呈双相，提示有排卵。但有时排卵提前或排卵后的黄体期很短，引起月经周期缩短；有时排卵后的黄体期特别长，引起月经的经期延长；而有时，排卵又有延迟，导致月经周期延长。

排卵的不规则，以及黄体功能的不稳定，就是导致她月经周期忽前忽后、经期持续时间长短不一的原因所在。

这种情况属于有排卵性月经失调，与下丘脑-垂体-卵巢轴功能失调有关。比如，患者可能有甲状腺疾病，甲状腺功能异常也会引起下丘脑-垂体-卵巢轴功能障碍，从而导致月经失调。需要先治疗甲状腺疾病，同时进行妇科随访，根据具体情况采用补充黄体功能或调整周期治疗。

9. 风风火火的"姨妈"

关键词：经量过多，当心贫血

诗云：
经量多少人各异，正常范围不用急。
若是如冲伴血块，继发贫血要处理。

"医生，我这个月月经多得像冲的一样，一个小时不到就要湿透一片夜用的卫生巾。上厕所时会有像鸽蛋一样大的血块掉出来。已经 3 天了，我都头晕了。"50 岁的张女士脸色苍白地坐在了我面前，刚说了几句话竟然有些气喘吁吁。

通过询问病史，我了解到张女士之前已经 2 个月没有来月经了，这一次来的第一天就血量汹涌。最初她想，2 个月不来了这次量多一些也正常，所以并不把它当一回事。可是，连续 3 天都是如此，卫生巾已使用掉近 30 片了，而且还出现了头晕、乏力、稍稍运动就气喘的症状，这才在家属的陪伴下来院就诊。

经血常规检测发现，张女士的血红蛋白只有 59 g/L，达到了重度贫血的程度。超声检查发现"子宫内膜厚 12 mm"。

在急诊输血初步纠正贫血后，张女士接受了刮宫处理，既达到了快速止血的目的，又能进行病理诊断，明确大出血的原因。病理报告提示张女士此次为在绝经过渡期出现的无排卵性异常子宫出血，术后给予控制出血和预防发生子宫内膜增生症的治疗。

正常情况下，每个周期的月经量为 20～60 毫升，若大于 80 毫升就被归入月经过多的行列。常见的原因除了无排卵性异常子宫出血外，还有子宫黏膜下肌瘤、子宫腺肌病、子宫肿瘤等。

Tips

一旦出血量多于平时月经时，需要及时就诊，尽早发现病因，获得及时有效的治疗，并防止出现继发贫血危及健康。

25

10. 不辞而别的"姨妈"

关键词：绝经提前，卵巢早衰

> 诗云：
> 本应来访很经常，不到四十却变样。
> 卵泡衰竭月事停，人工周期改症状。

"医生，我才 38 岁，怎么月经大半年都不来了呢？"还不到 40 岁的孙女士不知什么原因，原来还比较规律的月经竟然有好久不来了。

"平时还有什么症状吗？"我问。

"近几个月来有心烦、潮热等不舒服。"

经过检查发现，孙女士的性激素检测显示雌激素处于低水平状态，但 FSH 明显增高，已达到 60 U/L。B 超显示双侧卵巢内的卵泡也几乎测不到了。于是，孙女士被诊断为卵巢早衰。

卵巢早衰是指 40 岁前由于卵巢内卵泡耗竭或医源性的损伤（卵巢手术、化疗或盆腔放疗）导致卵巢功能衰竭。其发病的原因与遗传因素、自身免疫性疾病（系统性红斑狼疮、类风湿关节炎、硬皮病等）有关，但也有部分患者找不到具体的发病原因。就像孙女士这种情况，不仅出现了继发性闭经，还出现了围绝经期症状。

对于卵巢早衰，目前没有让卵巢恢复排卵的方法，只能通过使用雌、孕激素的方法做人工周期，以维持月经的来潮。这就好比由于原料仓库已经为"零"库存（卵泡耗竭），为了确保流水线能正常运转（正常月经周期），需要调配外来原料（给予模拟生理剂量的雌、孕激素）进行生产（改善症状）。通过人工周期治疗，既可以防止生殖器官过早萎缩，也可以改善提前出现的围绝经期症状，从而提高患者的生活质量。

目前，随着生活和工作节奏的加快、未知环境的影响，发生卵巢早衰的年轻女性越来越常见。由于病因不明，且治疗只是对症性的，所以对于有生育要求的女性来说，往往只能望"巢"兴叹。

Tips

卵巢早衰指绝经早于 40 岁，与遗传、后天因素可能有关。没有可逆性的治疗，只能对症使用人工周期缓解症状。

四、 预防宫颈疾病的三级哨站

宫颈癌是最常见的妇科恶性肿瘤,四十多年来,随着宫颈细胞学筛查、阴道镜、LEEP(宫颈环形电切)技术的普及,宫颈癌及其癌前病变的早诊早治有了更多保障。近年来,宫颈癌相关病毒 HPV(人乳头瘤病毒)检测技术以及 HPV 疫苗的问世,使宫颈癌的防治提前到了防患于未"染"的阶段。这一系列的检查检测技术,筑起了宫颈癌防治的三级哨站。

 1. 一级哨站——病毒与疫苗

关键词:防患于未"染"

> 诗云:
> 乳头病毒百多种,高低亚型各不同。
> 持续感染致病强,注射疫苗很有用。

"医生,我结婚 3 年了,还可以打宫颈癌疫苗吗?"

"医生,我女儿 18 岁,准备出国留学,我想先让她打宫颈癌疫苗,可以吗?"

"医生,我今年 40 岁了,生了两个孩子,几个朋友想一起到××地区打 HPV 九价疫苗,我也可以打吗?"

自从注射 HPV 疫苗与预防宫颈癌的科普知识被大众所了解后,每天不断会有患者来问相关的问题。那 HPV 到底是个什么样的病毒,为什么有人说"宫颈癌是目前唯一一个可以通过注射疫苗来预防的肿瘤"呢?

先了解一下这个与宫颈癌及其相关的癌前病变密切相关的"网红"病毒。

HPV,就是人乳头瘤病毒,它的家族庞大,已发现有 120 多个型别,30 余种与生殖道感染有关。在与宫颈疾病相关的亚型中,按照致病性的不同分为高危型和低危型两大类,发现接近 90% 的癌前病变与 99% 的宫颈癌与高危型的 HPV 感染有关;而低危型病毒(最常见的是 6 和 11 亚型)感染往往与生殖道尖锐湿疣有关。目前,明确与宫颈癌及其癌前病变密切相关的高危型约有 14 种,其中以 HPV16 和 18 型最常见,其他 12 种高危亚型还有 33、35、51、52 型等。

自从 20 世纪末科学家研发了 HPV 疫苗后,在发达国家经过数十年的临床研究和应用,已有效降低了宫颈癌的发病率。研发 HPV 疫苗的二位美国国家癌症研究所的专家还为此荣获了 2017 年诺贝尔生理学或医学奖。目前,国内已经有三种效价的宫颈癌疫苗上市,分别是针对最易导致宫颈癌的几种 HPV 病毒亚型研制的,分为二价、四价和九价。其中二价疫苗覆盖 16、18 两种亚型;四价疫苗覆盖 6、11、16、18 四种亚型;九价疫苗在四价的基础上再增加了 31、33、45、52、58 五种亚型。无论哪种疫苗，均可以预防至少 70％以上的宫颈癌，可以根据不同的年龄选择不同的效价疫苗进行注射。但是最佳的注射年龄，还是在首次开始性生活之前。

但是注射了疫苗，并不等于终身免疫，因为疫苗只能保护几年的时间。定期妇科检查非常重要，包括宫颈细胞学检查和 HPV 检测。同时，也是非常重要的是，提倡健康的性生活方式，坚持使用避孕套、固定性伴侣、积极治疗阴道炎症，并提高免疫力，从而可以更有效地预防宫颈癌的发生。

Tips

注射 HPV 疫苗可以有效地预防宫颈癌的发生。即使注射了 HPV 疫苗，也不是与宫颈癌"绝缘"，健康的性生活方式和定期普查同等重要。

2. 二级哨站——宫颈刮片与抹片

关键词：收集线索，筛查可疑

诗云：
常做筛查能防癌，宫颈细胞最简便。
巴氏涂片很经济，液基抹片更普遍。

"医生，我结婚几年了，还从没有做过妇科检查。最近，我一个同事查出来有宫颈癌，而且是中晚期了，我开始害怕了。听说，有'宫颈癌防癌检查'，我想做一下。"这天，小孔特地请假来就诊，之前对此一无所知的她，似乎有些紧张："这项检查要预约吗？做起来痛吗？"

有性生活的女性只要不是在月经期，都可以做宫颈癌防癌检查。不过，为了提高检查的准确性，最好确保 3 天内未曾有过性生活、阴道检查、冲洗或用药。检查是在妇科检查时进行的，当阴道窥器暴露宫颈后，使用小刷子或小木板轻轻地在宫颈外口处取样，患者不会有额外的疼痛感。

宫颈脱落细胞是筛查早期宫颈癌的重要方法。传统采用宫颈刮片，是用一种"铲形"的木质小板在宫颈外口鳞状上皮和柱状上皮的交界处轻轻地刮取一周，然后均匀地涂在玻璃片上，在显微镜下观察细胞的形态。但这种巴氏涂片法会受到一些情况的干扰，从而影响诊断的准确性，所以，现在已经逐步被"薄层液基细胞学"技术所代替。

薄层液基细胞学也就是目前常用的宫颈抹片检查（TCT 或 LCT），它与传统涂片不同的操作方法是，采用特制的小刷子刮取宫颈细胞后，放在细胞保存液的小瓶里，通过特殊的技术去除杂质和不需要的细胞,然后再进行检查,大大提高了疾病诊断的灵敏度和特异度。

女性生殖道细胞包括来自阴道、宫颈、子宫和输卵管的上皮细胞,其中以阴道上段、宫颈阴道部的细胞为主。这些细胞受到雌、孕激素的影响会出现周期性变化。因此,脱落细胞学检查不仅可以反映体内的性激素水平,更常用的是用来协助诊断生殖道不同部位的恶性肿瘤,具有取材方便、非创伤性、实用而经济的优点。

有的女性拿到自己的宫颈抹片报告后会大惊失色:"呀,怎么有鳞状细胞? 是不是鳞状细胞癌?"其实大可不必如此紧张,鳞状细胞是宫颈脱落细胞中最常见的一种类型,只有在鳞状细胞发生异型时,才有可能存在异常。

目前宫颈抹片报告采用的诊断术语与病理学保持一致,可以从感染(HPV 病毒)、炎症(细菌或真菌)、反应性改变(放疗或萎缩性)、不同级别的癌前病变(低或高级别鳞状上皮内病变)、恶变(鳞状细胞癌或腺癌)等程度进行描述性诊断。临床医生可以根据报告上的诊断术语,结合患者的 HPV 感染情况等落实下一步的诊疗计划。如果细胞抹片正常,按常规定期体检就可以;若是有炎症或反应性改变的,结合感染病原体的类型进行抗炎或对症治疗;若有不典型细胞的,会结合 HPV 感染情况进行阴道镜检查以明确病理诊断;对于考虑有癌前病变或恶变的,则需通过阴道镜下活检来病理确诊。

Tips

生殖道脱落细胞检查可以早期发现宫颈/阴道肿瘤,具有简便、经济的特点。无论是刮片还是抹片,都只是筛查,确诊需要活检的病理诊断。根据宫颈抹片报告的不同,医生后续会采用不同的诊疗方法。

3. 三级哨站——阴道镜与 LEEP 手术

关键词:锁定目标,诊治兼顾

> 诗云:
> 细胞筛查是侦探,阴道镜下做公安。
> 怀疑之处取活检,病理医生来断案。

邓女士因同房后阴道少量出血,宫颈抹片发现 LSIL(低级别鳞状上皮内病变),医生提出让她做一个阴道镜检查。阴道镜下的初步诊断为:高级别鳞状上皮内病变可能大。经过多点活检,病理诊断为"高级别鳞状上皮内病变,累及腺体"。

"医生,为什么抹片和阴道镜活检报告不一致呢? 我到底应该相信哪一个诊断呢?"邓女士拿到病理报告后,有些茫然了。

为了解答邓女士的疑问,我们先来说说细胞学、阴道镜与病理活检诊断间的关系。就如上面介绍过的,宫颈脱落细胞学检查是一种筛查手段,简便而经济,可以作为一个常规的妇科普查方法来了解宫颈有无病变。但它毕竟只是一种"筛查"方法,扮演的只是"侦探"的角色,即可以发现可疑线索,但无法定位确定病变来自何处。因此确诊必须依靠病理诊断,也就是说最终判定是什么问题必须由"法官"——病理科医生来断案。在阴道镜普及之前,宫颈活检只是按部就班地在宫颈的 3 点、6 点、9 点、12 点(时钟方向)取四点进行活检病理诊断,因此很容易漏诊。如何提高断案的准确性,就需要有一个手段来尽可能地缩小怀疑范围,提高办案效率,做到"一抓一个准",而阴道镜就能很好地担当起"公安警察"这个角色。

阴道镜检查的过程就是在充分暴露外阴、阴道和宫颈后,用放大 10~40 倍的仪器直接观察这些部位的外形、上皮结构和血管形态,判断有无与癌变有关的异常部位。若有就对可疑病变的部位进行定位活检,从而可以大大提高疾病的确诊率,即避免了漏诊,又可以避免多点无效的活检对宫颈组织的损伤。

邓女士就是因为宫颈脱落细胞学发现异常,为提高诊断的准确性给予了阴道镜检查并获得了病理学诊断。作为筛查的细胞学诊断必须服从于"法院判决书"——病理诊断报告,所以邓女士的最终诊断为"高级别鳞状上皮内病变"(HSIL)。

"医生,那我下一步该如何治疗?"邓女士焦急地问,"我是再婚,还想再生一个孩子,这种情况下需要切除子宫吗?"

"可以先做 LEEP 手术。然后根据病理报告再决定是否还需要治疗。"我说。

什么是 LEEP 手术? 先来一首诗了解下!

诗云:
力普技术本领高,能做诊断能治疗。
生育功能来保留,阻断肿瘤很重要。

LEEP(力普)的中文意思是宫颈环形电切术,即利用电外科透热原理将发生病变的宫颈做一个圆圈状的切除,切除的部分应包含病变部位及其周围至少 1 毫米的正常组织。因为切下的组织好似一个锥体(包括部分宫颈外口和部分宫颈管组织),所以也被称为宫颈电锥切。

LEEP 可以说是一项检查手段。由于阴道镜活检也有一定局限性,有时受活检组织少的影响,无法明确癌前病变或癌变的组织浸润范围,而 LEEP 是将病变范围完整切除,所以不会发生漏诊。因此,LEEP 的诊断是最终诊断。

邓女士顺利地接受了 LEEP,病理报告为"高级别鳞状上皮内病变,切缘无累及"。

"医生,我还要后续治疗吗? 我还能生孩子吗?"

LEEP 也可以说是一项治疗手段。如果 LEEP 术后病理诊断没有升级到癌变,且切缘已净,则说明手术范围已满足疾病的治疗,可以不再进一步手术。无论是对于 LSIL 还是 HSIL 都是很好的治疗方法，不仅去除了病变范围、阻断了疾病的发展，又能很好地保留生育功能。手术并发症少，一般术后 1～2 个月宫颈就能愈合如初。邓女士目前只需要定期随访就可以，若创面愈合好，几个月后就可以开始备孕。

Tips

脱落细胞学、阴道镜、病理诊断、LEEP，是发现、诊断和治疗宫颈癌及癌前病变的最佳合作团队！

五、 白带的"五颜六色"

1. 看白带识炎症

关键词：随性而变

> 诗云：
> 正常情况多呈白，跟随周期性来改。
> 一旦变色有异味，难言之隐接踵来。

阴道分泌物,俗称"白带",是由阴道黏膜渗出液、宫颈管及子宫内膜腺体分泌液等混合而成,其形成与雌激素作用有关。正常的生理性白带为白色糊状或蛋清样,黏稠、量少,无腥臭味。白带会随着卵泡的发育而发生性状上的改变,在月经刚结束时,雌激素处于低水平,白带很少甚至可以感觉不到。随着卵泡的发育,雌激素水平不断上升,白带会变稀薄,而且在排卵期的时候,由于雌激素的刺激,还会出现蛋清样的拉丝白带。排卵后随着孕激素水平的上升,白带开始变厚量也减少。

因此,对于生育期的女性来说,可以根据白带的变化来了解自己的排卵规律,指导备孕。比如说,在月经后当白带明显变多变稀薄,呈清水涕样时,就可以知道排卵期即将到来,若这前后几天进行同房,更能"高中"。

在生殖道各种炎症或者发生肿瘤时,白带会成为一种"报警"信号,包括出现量的改变(变多)、颜色改变(变黄、变绿、血性等)、性状改变(豆渣样、凝乳状、水样)、气味改变(腐臭味、鱼腥味)等,以及外阴的不适(瘙痒、烧灼、干涩)。这些病理性白带所携带的信号常常提示罹患了某种炎症或疾病。

当出现一些特征性的白带时,可能出现的疾病有以下几种。

(1) 灰黄色或白色泡沫样稀薄白带——滴虫性阴道炎。

(2) 凝乳块状或豆渣样白带——假丝酵母阴道炎(霉菌性阴道炎)。

(3) 灰白色均匀白带,有鱼腥味——细菌性阴道病。

(4) 脓性白带——细菌性感染或肿瘤继发感染。

(5) 血性白带——宫颈息肉、子宫黏膜下肌瘤、宫颈糜烂样改变、肿瘤等。

(6) 淘米水样白带有奇臭——晚期宫颈癌等。

(7) 间断性清澈水样白带——输卵管癌。

滴虫性阴道炎、霉菌性阴道炎、细菌性阴道病,其对应的白带特点往往有较明显的特征性,即一旦出现这些特征性白带,则相对应的炎症就"八九不离十"了。而其他一些性状的白带可能对应的是多种疾病,比如血性白带,宫颈正常的生理表现、宫颈炎症、肿瘤甚至月经失调等都有可能表现为血性白带。

2. 久久"炎痒"天

诗云:

难言之隐很莫名,细菌培养查原因。

经前瘙痒霉菌多,鱼腥异味细菌病。

中心思想:一场因"我弱敌强"而引发的"战争"——细菌性阴道病

28岁的平平最近几个月有些烦闷,反反复复的外阴不适让她对丈夫产生了怀疑:为什么每次同房后就会出现白带增多、颜色偏黄并伴有鱼腥样的异味,难道自己被传染上了性病?面带焦虑的她来到了诊室。

"医生,你帮我好好查查,我平时很注意个人卫生的,可是为什么同房后就会有这些症状呢?"

"平时同房用避孕套吗?"我问。

"不用避孕套。"

通过白带化验检查,证实平平患上了细菌性阴道病。

细菌性阴道病是由于阴道内正常的菌群失调引起的一种混合感染,也就是原本正常存在并占优势的乳酸杆菌减少,而原本在阴道内存在但被"压制"的加德纳菌、厌氧菌、人体支原体微生物却恣意繁殖,从而引起阴道炎症。也可以说是一场乳酸杆菌因"我"弱"敌"强而引发的一场"战争"。

此病与性生活有关,常见于性活跃期的女性。一般认为与性生活频繁,或者有多个性伴侣有关,或者因不恰当的阴道冲洗导致阴道内环境失调。

"医生,我还没有生孩子,这种情况会影响以后的生育吗?"平平焦急地问。

对于有生育计划的患者,一般建议在治疗后再备孕。因为严重的细菌性阴道病可以引起子宫内膜炎、盆腔炎;在妊娠期可以引起胎膜早破、宫内感染。通常需全身和局部用药结合起来。因为是厌氧菌感染多见,所以常常口服和阴道使用甲硝唑同时进行。

因为性伴侣的治疗对改善女性的疗效和降低复发均无明显作用,所以,患者丈夫可以不治疗。但是治疗期间不能同房,治疗结束后若症状消失可以无需复诊。由于细菌性阴道病很容易复发,所以平时要坚持使用避孕套,有症状时需要再次就诊。

中心思想:两面性的机会主义者——霉菌性阴道炎

同样，平平的同事吴女士的难言之隐也困扰了她好久。最近几年来，反复有外阴瘙痒，且大多出现在月经前，伴有豆渣样的白带，曾被多次诊断为"霉菌性阴道炎"，用药后症状能缓解，但停药后没几个月就又会出现类似症状。有时一年中要发作 4～5 次。

霉菌性阴道炎又被称为外阴阴道念珠菌病，是由假丝酵母菌引起的，所以又被叫作"外阴阴道假丝酵母菌病"。据统计，3/4 的女性在其一生中至少会患过一次霉菌性阴道炎，而接近一半的女性会发病 2 次或 2 次以上。

"我之前做过宫颈抹片检查，报告上写有'念珠菌感染'，但我当时并没有瘙痒。这是为什么呢？"吴女士不解地问。

假丝酵母菌适合在酸性环境生长，在 10%～20% 的非妊娠的女性阴道内寄生，而孕妇中寄生此菌的比例为 30%。不过它具有"两面性"，同时也是个"机会主义者"。说它有"两面性"是因为假丝酵母菌为双相菌，分为芽生孢子和假菌丝两种状态。以孢子状态存在时并无症状，当出现假菌丝时就引发明显的瘙痒。说它是"机会主义者"是因为作为寄居在阴道内的病原体，平时并不发病，而当全身或局部阴道细胞免疫功能下降时，芽生孢子大量繁殖并转变为假菌丝状态就发病。所以，假丝酵母菌寄居在吴女士的阴道内，之前宫颈抹片发现的是芽生孢子状态，因而并没有引发症状。

假丝酵母菌主要还是内源性感染，也就是说是个条件致病菌，除了寄生在阴道外，还可出现在口腔、肠道内。这 3 个部位的假丝酵母菌可以互相传染。少部分可以通过性生活直接传染，极少数会通过衣物间接传染。除了治疗不彻底外，其他如糖尿病、长时间使用抗生素等都会诱发。

霉菌性阴道炎容易反复，复发率有 5%。

若一年内有症状且经过检查明确发作 4 次或以上的，我们就明确为复发性感染。初次治疗非常重要，可以根据培养结果和药物敏感试验选择药物，以局部用药为主。初次治疗是否治愈不仅仅看症状是否好转，而是要通过真菌培养来确定。对于复发者，可以延长用药时间为连续 6 个月；若每月在经期前容易复发，就可以选择在经前一周左右进行巩固治疗，同时还可以口服抗真菌药。因口服抗真菌药副作用比较大，所以仅用在复发患者，且用药期间要随访是否出现了肝脏损害等副作用。

"那我丈夫需要治疗么？他有脚癣是不是跟这个也有关？"吴女士又问。

这个问题也很常见。脚癣与霉菌性阴道炎的致病菌不同，虽然都是真菌但却"南橘北枳"。通常不需要对性伴侣进行治疗。但是，约有 15% 的男性与女性患者性接触后会出现生殖器炎症，所以可以对有症状的男性进行假丝酵母菌的检查并治疗，从而预防女性的重复感染。

中心思想："筑坝防御"——萎缩性阴道炎

困扰华女士的难言之隐有些特别。已经步入绝经期的她，总是觉得外阴有热辣辣的感觉，有时还会有些瘙痒，白带也开始增多了，内裤上总是黄黄的。

"医生，我之前在其他医院查过两次白带常规检查，医生都说没问题，就让用洗液洗洗，但总是觉得不见好转。这是为什么呢？"

通过检查和细菌培养，华女士被诊断为患萎缩性阴道炎。

"阴道炎？"华女士有些想不通，"近 1 年多来我连性生活也没有了，怎么会有炎症呢？"

萎缩性阴道炎也就是我们常常说的老年性阴道炎，是因为绝经后卵巢功能减退，雌激素水平降低，阴道黏膜变薄，乳酸杆菌不再"统领一方"，从而使阴道的抵抗力下降，外来细菌入侵或其他细菌过度繁殖而引起的炎症。对此，可以采用"筑坝防御"的方法，也就是补充雌激素和局部抗炎治疗同时进行。补充雌激素以局部用药为主，可以有效改善因雌激素下降导致的阴道壁萎缩，增强抵御外来细菌入侵的能力。

划重点

- 阴道炎症是女性非常常见的一种疾病，根据病原体的不同可分为几种类型，目前在门诊比较常见的有：霉菌性阴道炎、细菌性阴道病、支原体性阴道炎、老年性阴道炎等。

- 可通过细菌培养明确病原体，对反复发作者需做药物敏感试验来选择合适的治疗药物。

- 治疗疗程也很重要，要按医生的医嘱按正规的疗程用完，不能见好就停，严重情况下还可以同时口服抗生素配合治疗。

- 为减少复发，在治疗期间不能同房，在治愈后建议使用避孕套来预防交叉感染。

六、 男人永远不知女人的"痛"

1. 与月经相关的痛

> 诗云：
> 难忍周期下腹痛，原发继发因不同。
> 贯穿经期或前后，减轻症状治为重。

痛经，顾名思义是跟月经相关联的疼痛，指经前后或月经期出现的下腹部疼痛、坠胀，伴有腰酸或其他不适，症状严重，影响生活质量。

痛经是一种病吗？是，但也不是。

依据是否有生殖道器质性病变，把痛经分为原发性和继发性两类，其中原发性痛经是没有脏器病变的，而继发性痛经往往是由子宫内膜异位症、子宫腺肌病、盆腔炎等疾病引起的。

关键词：无"病"呻吟——原发性痛经

16 岁的阿菁，初潮两年了，每月固定的那么几天简直就是她的"磨难日"。随着小腹下坠拉开序幕，不到半天的功夫，一阵紧似一阵痉挛性的下腹痛就开始隆重上演了，同时还伴有恶心、呕吐、头晕和出冷汗，如此持续 1～2 天后痛经方才偃旗息鼓。

而常规的检查并没有发现子宫或卵巢有异常情况，诊断为原发性痛经。

"医生，我这痛经太折磨人了，每次月经前几天，我就开始紧张，连上课都受影响了。"阿菁心有余悸地说，"为什么还会有恶心和冷汗等症状呢？"

原发性痛经引起的这些症状，与子宫内膜前列腺素分泌量增多有关。前列腺素的增多可以引起子宫肌层过强收缩，血管痉挛造成子宫缺血而出现痛经；同时，增多的前列腺素可以进入血液循环，而引起消化道和心血管肌层收缩的症状。不过，此类痛经并不是一无是处的。

这不是说痛经有好处，而是对少女来说，有痛经的月经，往往说明是有排卵的。因为无排卵性月经由于没有孕激素刺激，子宫内膜前列腺素的浓度很低，反而没有痛经。

对原发性痛经，除了关照患者注意休息、规律和适度体育锻炼外，常常只能对症处理，可以尝试经期保暖、中成药治疗，若症状严重时，可使用布洛芬、吲哚美辛等药物缓解症状。

关键词：因"病"而起——继发性痛经

继发性痛经是一组由于子宫、卵巢或其他盆腔脏器发生疾病后引起的痛经。常见的原因有子宫内膜异位症、子宫腺肌病和盆腔炎后遗症。

其中，子宫内膜异位症和子宫腺肌病的痛经还具有渐进性的特点，即有不断加重的现象。除了经期疼痛外，还可以有性交痛，或伴肛门坠胀、疼痛向大腿放射等症状。同时，还可以伴有月经量的改变。

急性盆腔炎若治疗不彻底会成为慢性盆腔炎，也会引起继发性痛经，常在劳累、经期前后加剧。

对于继发性痛经,主要是针对病因的治疗,同时也可以对症治疗减缓症状。

划重点

> ● 无论是原发还是继发性痛经,应根据疼痛的程度和发生的原因采用不同的治疗方法。
>
> ● 在病因未去除之前,只能"有痛治痛"。

2. 与月经无关的痛

关键词:无规律,或淤血

> 诗云:
>
> 周期发作痛经现,急性之后慢性炎。
>
> 无规无律难查因,盆腔淤血较常见。

"医生,我平时一直觉得下腹有坠胀,有点沉沉的感觉,站久了之后特别明显,有时还有腰痛。看了好多医院,也说不出啥毛病。也曾经诊断为盆腔炎,吊了好几天抗生素,可是也没什么效果。"阿艳今年 38 岁,在工厂的流水线上工作,经常出现的小腹痛让她的工作也受到了影响。

"这疼痛跟月经有关系吗?"我问。

"没有什么关系,但有时会在月经前加重,月经期反而不痛了。"

"平时白带有什么异常么,或者有发烧吗?"

"都没有。"

阿艳的 B 超检查提示子宫和双侧附件都正常,结合症状和妇科体征,考虑为盆腔淤血综合征。

盆腔淤血综合征的主要症状是范围广泛的慢性疼痛,以下腹部、低位腰痛为主,具有发作频繁和持续时间长的特点,月经期疼痛反而减轻。盆腔静脉造影可以发现子宫和卵巢静脉有淤血的表现,但非特异性,所以,目前在诊断上还没有确诊的方法。常容易被诊断为盆腔炎,但盆腔炎往往有急性发作的病史。所以可以结合病史,在排除了引起痛经的相关疾病后,考虑为此种疾病。

因为病因仍未明确,所以在治疗上也没有特效的方法。不过,可以避免劳累、久站,平时使用中成药对症治疗。关于手术治疗改善静脉淤血的方法,目前还没有得到认可。

划重点

> ● 在排除了引起继发性痛经的疾病以及慢性盆腔炎后,对于反复长期慢性腹痛的患者,要考虑有盆腔淤血综合征的可能。

3. 不是妇科惹的痛

关键词：各科皆有可能

> 诗云：
> 妇科腹痛虽不少，排除之后原因找。
> 消化泌尿椎间盘，内外骨科跑一跑。

60多岁的胡阿婆来到诊室的第一句话就是："医生，我总是有小腹酸痛，有时腰也酸得厉害。看了外科，说我没什么毛病，让我来妇科查一查。"

"痛在哪个部位？大小便都好吗？"我问。

"主要是在这里，"胡阿婆指指耻骨联合上方，"大便好的，就是小便老是觉得解不干净，特别是憋尿时明显，解掉一些就好一点，但一会儿又痛了。"

排空膀胱后妇科检查，发现耻骨上有明显的压痛，并在腹股沟、盆底处也可以扪及压痛。B超检查和阴道分泌物检查并未发现异常。

"你需要到泌尿科去检查一下，有可能是间质性膀胱炎或其他泌尿道炎症。"我说。

平时在妇科门诊可以遇到不少因腹痛来看病的患者，但是通过常规的妇科系列检查却并没有阳性的发现。这时候，医生就会询问跟其他专科疾病相关的问题，需要排除泌尿道疾病（如间质性膀胱炎/膀胱痛综合征、复发性泌尿系统感染）、消化道疾病（如肠易激综合征、溃疡性结肠炎）、骨骼肌肉系统疾病（如盆底肌筋膜疼痛综合征、椎间盘突出症、耻骨炎）、神经系统疾病（如阴部神经痛、腹型癫痫），以及精神心理问题（如焦虑、抑郁和睡眠障碍）。辨明原因，才能对因治疗。

慢性盆腔痛病因分类复杂，但对于患者的就诊，医生往往有些无奈：我知道你痛，但我不知道你痛在何处、因何而痛。患者主诉多，但体征或辅助检查缺乏明确的诊断依据，因而诊断比较困难。需要依靠病史、体征和辅助检查综合分析。

划重点

> ● 引起慢性盆腔痛的原因很多，除了妇科疾病，还需要考虑其他脏器和系统的问题。

女性从青春期走向老年，其间月经一般会持续 35 年，婚后还会面临 1～2 次的生育。因此，即使从生理情况来说，也至少会有 1～2 次看妇科门诊的经历。

那你还记得第一次就诊妇科的场景么？是否有过不知医生所云，完成不了医生所要求的"规定动作"的囧事、糗事？

是否有过想更清楚地了解自己病情，想听医生解释发病的原因、各种饮食禁忌，以及夫妻生活是否有影响，但却问不到点子上，把有限的沟通时间白白浪费的经历？

是否有过在医生详细分析了各种治疗方法的利弊后，却还是没有明白医生真正建议的疗法，而是直直地抛出这句"如果我是你妹妹，你会让我选用哪种方法"的经历？

我将把 25 年妇产科临床工作中遇到的一些病例，用"行话"来进行解释，让你能浅显易懂地了解我们的"言"（医疗语言）和"行"（诊疗计划）。用"行话"来说医事中的道理和情理，从而能让你拥有更好的就医体验，在妇科疾病的诊疗、预防与保健等方面获得更多的健康知识。

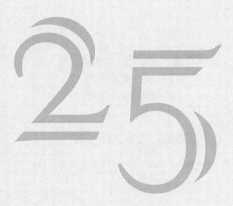

年行医，用"行话"
帮你理解医"言"医"行"。

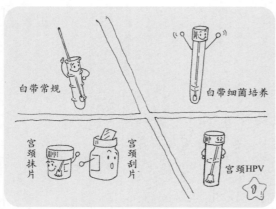

【简单的妇科检查可以查这么多项目】

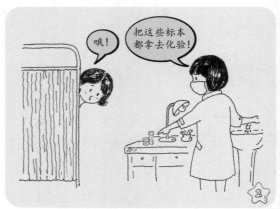

【看清医生手指的物品，不要拿错】

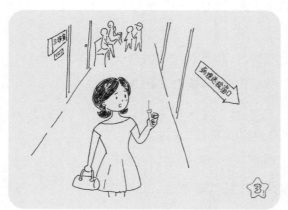

【找准标本送检口，不要走错门】

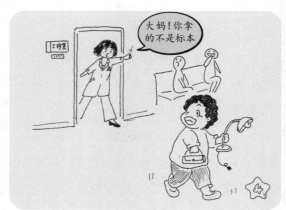

【有一次，一位大妈拿起桌上的台灯，向化验室走去……】

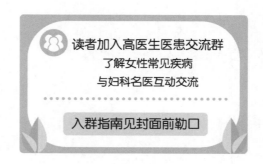

读者加入高医生医患交流群

了解女性常见疾病

与妇科名医互动交流

入群指南见封面前勒口

一、就医，你准备好了吗

1. 心理准备

中心思想：如实，坦诚，信任，平和

现在大家的工作和生活节奏都很快，看一次门诊，有时常常需要"下决心"，因为需要安排好工作、安排好家务，还需要提前花时间和精力预约自己"心仪"的专家。所以，若不是有躯体症状（各种不适）、有心理担忧（拿到体检报告，在网上询问后各种恐慌），谁也不会轻易来门诊"看"医生。当然，不同于其他医院或科室的患者大都是"有病而来"，妇产科的就诊者有一部分可能是有"喜"而来，"恭喜你怀孕了"，不仅在电视剧里，在现实场景中，这句话也是妇科门诊医生经常并最乐意说的。

患者选择就诊的医院，往往会遵循几个原则：就"近"原则——反正是小问题，只要方便就好；就"大"原则——相信大医院的医疗质量，宁大勿小可以舍近求远；就"名"原则——通过朋友口碑或网上查询，相信某个比较知名的医生，慕名而来。

无论就诊者处于何种状态、遵循何种原则选择了医院或医生，就诊前，请带上坦诚、信任的心态来面对你的接诊医生。因为只有站在彼此信任的基石上，医患之间才能进行有效的沟通，交流的小船才能畅通无阻；医生才能更好地掌握患者的病史、更好地为患者制定最适应的诊治方法，并使其得到良好的贯彻，获得最佳的疗效。

如果接诊的是你"心仪"的专家，他会感谢你在如林强"医"中选择了他，这份信任将

更好地确保医患之间沟通的顺畅，也更有利于"最适宜"诊治方案的制定和执行。不过，若他在就诊过程中显得比较"强势"，即用毋容置疑的口气进行交流，那就请尊重他拥有的这份气场，因为这份底气来自于他丰富的临床经验以及良好的口碑。

如果接诊的是一位年轻的医生，请不要用怀疑的眼神来轻视他。在当今的医疗制度要求下，每一位独立出诊的医生都是具备资质的。况且年轻，有时可能只是"看上去"年轻哦，因为虽然多读了好几年书，但医生往往要比同龄人更显年轻。原因？因为知识不仅可以改变命运，还可以改变容貌。另外，青年医生需要成长，他们会感谢在成长过程中每一位诊治过的患者，因为是他们丰富了他的临床经验，患者亦吾师。

如果接诊的是一位男医生，请不要用"我不要男医生看病"粗暴地拒绝。其实，妇产科界知名的男医生比女医生数量更多，男医生果断、睿智的处置风格，温和、冷静的行为风范让他们拥有了更多女患者的信任。要相信妇产科男医生的"中性"性别，因为一旦他们选择了妇产科的专业，从此在他们的眼里，患者就只是病人，而不是"女"病人。患者可以尝试着放下"害羞、不好意思"等心态坦然接受男医生的问诊和检查。但如果实在是比较介意的话，可以跟医生轻声说下自己的顾虑并提出能否换一位女医生，善解人意的男医生都会同意的。

2. 身体准备

中心思想：请保持原"身"态——别化妆、别同房、别冲洗、别塞药

（1）淡妆浓抹不相宜

虽然医生也爱美，喜欢一切美丽的、美好的东西，但医生绝对不会以"貌"取人。为了在问诊、查体时能对患者的状态做出一个客观的、正确的评价，请尽量"轻"妆或无妆就诊。除了面部、指（趾）甲不要涂饰之外，对于一些月经紊乱的女性来说，最好不要"去毛"，请尽量保留躯干部（尤其是腹部）、四肢和阴部毛发的原始状态，以便医生观察是否存在体毛浓密或分布异常等病理特征。

（2）两情若是久长时又岂在朝朝暮暮

做一些常规检查或特殊的妇科操作前，如阴道镜检查、宫颈小手术、放置宫内节育器，进行输卵管造影、输卵管再通术、宫腔镜手术等，医生会对前几日是否有同房进行仔细提问。所以，在预约了妇科就诊时间后，请告知另一半，为了避免触碰了检查禁忌证而导致就诊"白跑一趟"，请保持"安全距离"N天，避免性生活。具体禁房事时间，根据所进行的检查或操作要求而定。

（3）不识庐山真面目

很多女性特别爱干净，每次就诊前总喜欢进行洗浴甚至阴道冲洗，或者前一日刚用了阴道栓剂就来要求进行白带检查。这样往往会掩盖阴道内的真实状态，获得假阴性的检查结果（即其实是某种微生物的感染，但因为进行了阴道冲洗或用药，微生物培养结果却是阴性），从而造成了漏诊。所以，一定要避免"不识庐山真面目，只缘'药'在此当中"的情况出现。

Tips

为了确保医生能做出正确的诊断，请以"原身态"出现在他的面前。

3. 语言准备

中心思想：别讲废话，不绕圈子

医生看病，往往基于病史采集、体格检查、辅助检查，经梳理后再进行甄别与诊断。患者提供的病史是否完整、全面、准确，很大程度上也影响了医生能否在较短时间内做出正确的判断。在接诊一个新患者时,医生往往都是边询问边记录病史。患者本次就诊的主要原因,会在病史记录中作为"主诉"记录;围绕主诉,医生会展开相关病史的询问,称之为"现病史";针对现病史,医生会询问以往的发病情况,即既往史、个人史等。因此,为了让医生能在较短的时间里得到最为有效的病史信息,需要就诊者尽量使用简洁、凝练的语言述说真实和相关的"故事"。可以事先打下"腹稿",把本次就诊的主要症状、发生的时间、程度、之前有无类似情况,有无做过相关的检查和治疗等进行梳理,以便配合医生做好问诊。一般妇科的问诊会这么开场:"今天看什么?"

常遇到让人啼笑皆非的回答是:"看妇科。"(我的反应:这个等于没说啊!)而正解的回答可以有以下几种。

● "我最近几天白带不好,外阴很痒。"(我的反应:阴道炎?)

● "我月经一直不好,3个月或半年来一次,经量也很少。"(我的反应:月经失调?)

● "我发现子宫肌瘤3年了,最近一年月经量开始增多了。"(我的反应:子宫肌瘤?)

● "我最近几年痛经越来越厉害,月经的量也开始改变了。"(我的反应:子宫内膜异位症?)

● "我结婚2年了,一直没有怀上。"(我的反应:不孕症?)

这些直奔主题的开场白,能让医生很快了解患者的就诊目的,便于更直接地围绕"主诉"展开有效的问诊。

门诊时,还经常碰到以下几种答非所问、东拉西扯的情形。

(1)声东击西型

"医生,我最近月经不太好。"患者一落座,就说得很干脆。

"是周期不好,还是经期延长,还是经量改变……"此处省去N个字关于询问月经的对话,同时我已经在病史上写下了数行字。

"不过,我这个月都正常了。"

"那你今天来看什么?"我问。

"哦,医生,我这两天外阴瘙痒,白带增多。"

"……"(我的反应:好心疼前面浪费的那几分钟。)

其实,患者可以一开始就说这外阴瘙痒的事儿。

(2)不知所云型

这天,诊室里来了一位面容有些忧苦的中年女性,"医生,我们那里的医生说我得了宫颈癌,我哭了几天,我姐说,不要哭了,到上海的大医院去看看,所以我就来了。"

"之前做过什么检查么?"我问。

"没有。"

"平时有什么不舒服么,比如说同房后阴道出血?"

"没有,就是我们那里的医生说我得了宫颈癌,我哭了几天,我姐说,不要哭了,到上海的大医院去看看,所以我就来了。"

"平时有白带增多、发黄发臭,或带血丝么?"我再问。

"没有,就是我们那里的医生说我得了宫颈癌,我哭了几天,我姐说,不要哭了,到上海的大医院去看看,所以我就来了。"

"……"

在整个问诊和体检过程中,无论我怎么诱导,她都说不清楚自己的病史。只是一边不停地抹眼泪,一边不停地重复着这段话。直到通过相应检查明确排除了宫颈癌,而证实只是宫颈炎症性改变后,她才破涕为笑。

其实,她可以这么说:"我想检查下宫颈,我们那里的医生怀疑我宫颈有问题。"

(3)摆龙门阵型

"医生,你好。我以前的月经都是不太规

则,有时3个星期就会来一次。当时是吃中药才怀孕的,25年前就是在你们医院生的孩子,帮我接生的王医生应该早就退休了吧。"一位50多岁的大妈一坐下,就连珠炮地说开了,"后来呢,我就在你们这里放了一个环。三年后因为有次月经时间长,诊刮时拿掉了。后来呢,发现过一次卵巢囊肿,后来再检查好几年都说没有了。后来呢,得过几次阴道炎……现在绝经一年了,但最近两天有一点出血。"

从采集主诉角度来说,这段话只有最后一句是有用的。

虽然对于妇科患者,医生需要了解患者的婚育情况、月经等情况,但需要围绕主诉展开,患者要突出本次就诊症状的描述,而不是自己以往所有妇产科情况的描绘,不必面面俱到。此例中,卵巢囊肿、阴道炎的病史都与本次就诊原因无关。

其实,她可以这么说:"我绝经前月经就一直不太正常,×年前曾经诊刮过一次,当时的病理报告是×××,现在绝经一年,最近两天有一点鲜红色的阴道出血。"

4. 材料准备

中心思想：整理病史、分类检查报告

一般在同一家医院使用同一张就诊卡就诊的患者,之前所有的检查结果医生都能在门诊系统里查询到,但对于在外院或外地医院就诊的信息则不能共享查询。为了方便医生在最短的时间内掌握患者的检查信息,需要就诊者提前做一些"功课"。

这天,诊室里来了50多岁的方女士,刚一坐下就从手提包里捧出一大包材料,"医生,我在外地医院做了很多检查,请你看看。"她急切地说:"这是我3年来的所有检查报告。"

我一看,起码有二十多张,有超声报告单、血常规化验单、尿化验单、CT报告单,还有不少挂号纸,既没有按年度整理,也没有按检查类别分类,当中还混有一些因口腔、内科等其他疾病就诊的化验单。我只能边梳理出跟妇产科相关的报告单,边进行病史询问,着实浪费了不少时间。

而同样是这天来就诊的吴女士则截然不同。她因子宫肌瘤多年来就诊,提供的妇科相关报告都是将检查项目进行分类,按时间先后进行粘贴,让我能对她的病史一目了然,然后有针对性地提问,从而在较短的时间内就能全面掌握她的病情。

因此,对于有外院就诊经历的患者,建议在就诊前把相关的病史材料按类别根据时间顺序进行排列。比如:看子宫肌瘤的,主要把影像学(如盆腔超声、CT、磁共振)报告单归在一起;有子宫内膜增生性疾病的,把历次的刮宫病理报告归在一起;有卵巢囊肿的,除了提供影像学报告单外,还需要提供CA125等肿瘤标记物的化验单。一些病程比较长的疾病的随访,可以把主要阳性指标用摘录的方式记录下来,方便进行直观的比较。而一些咨询体检报告的,还可以事先把要咨询的内容在体检报告书中做好标记,方便翻阅。

月经失调较长时间的患者,可以记录下近半年的月经情况,建议不要采用"1月2

日～1月8日、2月4日～11日、3月9日～14日……”的方式，因为面对密密麻麻的数字，医生还需要进行心算加减法算出周期时间，而建议采用“1月，6/26天；2月，7/28天；3月，5/35天……”的方式，分别表示“1月为经期6天、周期26天，2月为经期7天、周期28天，3月为经期5天、周期35天……”，这样更直观也更能反映出月经周期是否规律。

月经不规律、有生育计划并正在监测基础体温的患者，可以把基础体温表带过来。不是简单的数字记录，而是要画成折线图，方便医生读图和判断。

根据不同的病种准备的材料有所不同，按诊断报告参考的价值强度大致可分为三个等级。

● 最强证据：手术记录、病理诊断报告、出院小结、影像学报告（核磁共振、CT、超声）。要尽量保存完整，对于诊断及随访非常重要。

● 较强证据：细胞学检查（宫颈抹片）/HPV病毒检测、重要的血液检查（肿瘤标记物、激素水平测定）、阴道分泌物细菌培养报告。对于判断之前的状态及随访非常重要。

● 一般证据：血常规、白带常规。只能反映当时一段时期内的状态，可作为参考。

Tips

就诊前将各类检查报告分门别类进行整理，按年度前后予以排列。对于特殊随访指标可以做好标记。

二、 怎样听懂医生的话

妇科作为一个有性别特征的专科，无论是在门诊问诊还是做相关检查时，都有一些特别的"隐语"或"秘笈"需要就诊者了解，以便能做到"听得懂"医生的话、并能正确地依照医生的要求去做，从而避免一些不必要的误会，提高就诊效率。那么有哪些"隐语"或"秘笈"呢？

1. 关于问诊

中心思想：十大问题，一一道来

（1）结婚了吗——关于已婚还是未婚

进入诊室，在了解了患者的主诉和病史后，我会问患者："结婚了吗？"这句话的潜台词其实是想了解患者是否可以做阴道检查。一般已婚女性，都可以接受阴道检查或阴道超声，但也有个别患者，婚后因各种原因从未有过性生活，那也需要跟医生说明，以便医生做出合理的检查。

如果是未婚，我会问："有男朋友么？"这句话的潜台词，并不是我想"八卦"，而是想了解患者是否已有性生活史。所以，如果是未婚的，标准回答可以有以下几种：①我是未婚，从未有性生活史（我的反应：不能做阴道检查或阴超）；②我是未婚，现在有男朋友，有性生活（我的反应：可以做阴道检查或阴超，需要考虑与妊娠相关情况）；③我是未婚，以前有过男朋友，有过性生活史，但近来是单身，没有性生活（我的反应：可以排除妊娠相关疾病）。

当然，已婚也有 N 种状态可能存在，你可以直接跟医生说明：①已婚，家庭生活和谐稳定（我下一步可能会就性生活情况展开问询）；②已婚，夫妻分居两地，近×月没有性生活；③有婚史，已离异，目前单身；④有婚史，已离异，目前有男友、有性生活。

对第二、第三种情况，医生可以比较果断地排除与妊娠有关的疾病诊断（当然，这完全基于患者提供信息的真实性和可靠性），而对于第四种情况，医生会把她等同于第一种情况进行问诊和诊断。

Tips

所以，在妇科问诊时，请抛却你的羞怯以及暴露隐私的担忧，坦诚地向医生说明你的婚姻及性生活史情况，以利医生做出正确的判断。

（2）生过了吗

对于已婚妇女，我还会询问："生过了么？"目的是想了解患者的生育情况。另外，还会问一句："是自己生的么？"这里的意思可不是"孩子不是亲生的吧"？而是指"孩子是顺产的吧"？

之后我会在病历上写下四个"a－b－c－d"格式的数字，那这是什么意思呢？"a"代表足月分娩胎次数、"b"代表早产分娩胎次数、"c"代表流产次数、"d"代表存活的胎次数，简称"足－早－流－存"。比如一个患者足月分娩过1个孩子，没有早产过，流产过2次，存活1个孩子，就记作1－0－2－1。如果发生过异位妊娠（俗称宫外孕），或者葡萄胎，都记在"流产"一栏。掌握生育情况，有助于医生了解患者之前的生育能力，也有助于因人而异制定治疗方法。

曾经接诊过几个印象深刻的"光荣妈妈"。

妈妈甲，年龄刚过50岁。

"生过孩子么？"我问。

"生过9个。"（天呐，这可是在国家实施计划生育政策之后啊！）

"都是足月的么？"

"这9个都是足月生下的，还流产过1次。"

"这些孩子都在身边？"

"送走了几个，自己留了一些。"（我又被惊到了，这些娃难道是自家自留地种的萝卜么？）

听罢，我在她的生育史一栏中记下了：9－0－1－9。

妈妈乙，是个70多岁的农村妇女。

"生过几个孩子？"我问。

"生了5个，其中第一胎和第三胎都是双胞胎。"（天呐，当年可是没有促排卵技术的，这双胎的基因是多么强大啊！）

"都足月么？"

"第三胎是早产。"

那么问题来了，她的生育史该怎么记录呢？答案是：2－1－0－5。光看这串数字，估计老医生也很难想象数字背后的故事。

Tips

关于生育史，可以直接回答生过几个、流产过几次，若有特殊怀孕史（宫外孕、葡萄胎等），也需要一一道来。

（3）月经好吗

对于育龄期妇女，医生简单的一句"月经好吗"包含了几个意思：周期的长短、是否规则，经期的长短，经量的多少，平时有无不规则阴道出血。对于青春期月经失调的少女，医生还会询问初潮的年龄。对于月经量异常的患者，会通过询问使用卫生巾的量、规格以及更换的频率、经血的颜色等直观感受，来判定经量是过多还是过少。

问："月经准么？"

答："不准，每个月都要延后5天。"（纠错：每个月都延后5天，就是周期35天，是很准的啦！）

问："月经准么？"

答："不准，这个月来了两次。"

问："两次月经间隔几天？"

答："一次是月头，一次是月尾。"（纠错：两次间隔25天左右也是算周期准的啦！）

Tips

> 关于回答月经是否好，可以直接回答周期（间隔的时间，即前一次月经来的第一天至下一次月经来的第一天的时间）、经期（月经持续时间）、经量情况。

（4）月经多吗

"医生，体检报告上说我有贫血，让我来妇科看看。"我一看血红蛋白只有 78 g/L，都到了中度贫血的程度了，第一反应就是月经多继发贫血。

我问："平时月经多么？"

患者答："不多。三天就干净了。"（我的反应：听上去貌似不多）

问："那一共要用多少卫生巾？日用的还是夜用的？"

答："不多，一包日用的用不完，加上 2 片夜用的就够了。"（我的反应：听上去真的不多）

问："那多少时间要换一次卫生巾？"

答："第一天我会半个多小时就去上个厕所，放掉一些，不然一个小时一片夜用卫生巾就要湿透了。"（我的反应：这还不叫量多？！）

月经量因人而异，有的人初潮后量就偏多，有的人一开始就量不多，平均经量为 20～60 毫升。如果一个月经周期的经量超过 80

毫升就称之为月经过多。比较准确的估计月经量的方法有"量杯法"或"卫生巾称重法"，但都比较麻烦，除非是做临床试验需要尽可能精确，一般在平时很少采用。因此，为了比较直观地反映月经量的多少，医生会通过询问卫生巾的用量、规格、更换时间、是否有血块等来估算月经量的情况。以下情况提示存在月经量多。

- 白天/晚上需要用成人尿布（拉拉裤）；
- 平均一个小时左右就要更换一次卫生巾（指湿透或近湿透，那种特别爱干净、容不得卫生巾有一点血迹的除外）；
- 为了节约卫生巾，通过频繁上厕所"放血"，一阵血涌如同"案发现场"；
- 量很集中，可见比较大的血块；
- 白天需要使用夜用卫生巾，每个月经周期使用的卫生巾在 20 片以上；
- 存在贫血，但排除了消化道、血液系统等疾病。

Tips

> 正确估计自己的月经量很重要，一旦出现上述情况中的一种，就应该知道自己的"姨妈"真的很大！

（5）月经还有吗

对于更年期的妇女，我在询问月经史时常会这么开头。

问："月经还有么？"

答："没有了。"

问："什么时候绝经的？"

答："上周刚干净……"（我的反应：这是明显不在一个频道上的对话啊）

其实，医生的意思是问是否已绝经。

而对于育龄期的女性，医生常会问"这次

月经是几号来的?"意指最近的一次月经来的时间,用 LMP 表示。除了记"姨"犹新很快能回答上的,常常还会遇到以下几种反应。

"哦,我想不起来了。等等,好像是……好像是 5 号。"这种情况一般都不是因为"姨妈"问题来就诊的,所以略微有些记忆误差也无妨。

"医生,让我查查手机……这个月是 20 号,下一次是 18 号。"这一定是一位做事严谨的职业女性。

"我不记得了,让我出去问问我老公哦……"我也看出来了,这是一对恩爱夫妻。

"上上个星期天。"今天 9 号是星期一,那么上上个星期天是……我也不能心算,需要去查日历表啊!

"这个月还没有来呢,要 28 号。"医生更关心已经发生过的,请用过去时态而不是将来时态表示哦!

"医生你看,这一年的时间我都记在纸上了。"一些饱受"姨妈"困扰的患者往往会这么有备而来,为了提高问诊效率,可以事先适当进行归纳总结:描述近一年的月经特点,重点突出近 3 个月的具体情况。

问过了 LMP,对于一些月经不规则的患者,医生还会询问前一次月经(PMP),以及再前一次月经(PPMP),一方面可以了解她的月经周期,另一方面也可以根据经量、经期来判断是正常月经还是不规则出血。所以,对于平时月经不规律的患者来说,可以在手机里、笔记本里记录,当然,若对数字特别敏感的同志,也可以记在心里。

Tips

> 无论月经是否规律,请记住最近一次月经来的日期、经量和持续时间。月经不规则的患者,请努力地记住最近 3 个月的月经情况。

(6)怎么避孕的

对于已婚或未婚而有性生活的患者,当医生问这句话时,目的是想了解是否避孕以及采用的是何种避孕方式,以此来判断是否有妊娠相关问题。在正确、规范使用的前提下,比较可靠且常用的避孕方法有宫内节育器、短效口服避孕药、男用避孕套等。

由于"算日子"的安全期避孕和"事后补救"的紧急避孕法存在许多不确定的因素,意外怀孕的概率不低,所以若采用的是后两种方法,需要跟医生说明自己的具体用法,让医生判断是否存在使用错误而发生怀孕的可能,或存在误用药物导致的异常状况(比较常见的是不规则阴道出血)。

Tips

> 只要有性生活,就明确告知医生你是否避孕以及采用何种避孕方式。

(7)会怀孕吗

对于一些停经,或月经不规则的育龄期女性,医生在询问了具体月经情况后,还会这么问一句:会怀孕么?这不是在让患者做医生自己下判断，而是进一步收集信息，以决定是否需要进行排除妊娠可能的检查。如果患者回答"不会"，那就请你拿出"不会"的理由。比如："我们夫妻两地分居，或者最近×个月我老公一直在出差"，或者"我们近×个月一直没有性生活"。有的人会说"不会不会，我们采取措施的"，结果一查尿妊娠试验，妥妥的（＋）。"怎么会？我们平时都用避孕套的呀！就那一次没有，怎么就中枪了呀？"

Tips

在怀孕的问题上，来不得半点"自以为是"。若医生觉得有必要做一个尿妊娠试验检查，就请配合一下吧。

（8）做过手术吗

这么问，主要是想了解有无妇产科相关手术史，比如剖宫产术、卵巢囊肿剥出术、输卵管手术、宫腔镜手术、子宫肌瘤剥出术或全子宫切除术等。目的是想了解具体的病理诊断、有无特殊的药物治疗（如子宫内膜异位症术后用药的种类、时间、效果等，因为疾病的严重程度或复发对于下一步的处理密切相关）。其他还包括各种外科手术，如阑尾切除术、甲状腺手术、乳腺手术等，目的是想了解有无恶性疾病以及特殊的用药（如乳腺癌的病理类型、分期，有无进行化疗/放疗/内分泌/靶向治疗，因为乳腺癌与子宫内膜病变也相关）。如果在前次手术中有麻醉意外的、药物过敏的，也需要如实告知。

Tips

别在医生按图索"疾"发现了你身体上的手术瘢痕后，再来一个彻底"交代"。

（9）有什么疾病吗

医生这样询问的目的，主要是想了解有无内科疾病、传染病或精神科疾病，以利于疾病的诊断和落实治疗措施。对于一些需要手术的患者，还可以评估手术风险、制定围手术期的方案，以确保手术安全。

对于一些有月经失调的患者，医生会围绕相关疾病进行询问，因为一些内分泌疾病都会引起月经改变。如多囊卵巢综合征，可能会有血糖的异常或糖尿病史；甲状腺功能亢进或减退，会引起月经周期或经量的改变；如果是长期使用免疫抑制剂或精神类药物的患者，还会发生闭经。若是原发不孕的患者，是否曾经有过结核也是医生想了解的。所以，如有慢性疾病，尤其是长期需药物治疗的疾病，请一定告知医生，包括诊断、疾病程度和用药方法。

（10）有遗传病吗

这里主要是指有血亲关系的家人中是否有比较特殊的疾病，比如肿瘤、家族性遗传病等。一些妇科肿瘤，如卵巢癌、子宫内膜癌等都有一定的遗传倾向。

曾经碰到一位年轻女性，27岁，父亲、伯伯、叔叔都患直肠癌，而她发现了宫腔内一个直径不足1厘米的占位。考虑她的肿瘤家族史，为了排除林奇综合征（也称为遗传性非息肉结直肠癌，与年轻子宫内膜癌发病有关），我马上安排她做一个宫腔镜检查，以除外子宫内膜癌。宫腔镜活检病理诊断为"子宫内膜息肉"。虽然这是一个令人欣慰的结果，但是悬在医生和患者心里的这根"弦"却并不会松懈。后续，会继续针对这个高危因素进行积极的诊断和治疗。

不过，如何鉴别是否是"遗传病"，还是需要有些常识。

关于是否有遗传病家族史的询问，曾经碰到过一个比较好笑的回答："有！我婆婆有阑尾炎，我也有。"好媳妇，没听说阑尾炎会遗传的，即使有遗传性，你的阑尾炎也不是婆婆遗传的呀！

2. 关于检查

中心思想：理解清楚，落实无误

（1）阴超还是B超

"你需要做个B超。"

"不，医生，我不要做B超，我要做阴超。"

常常在沟通中，患者会这么对妇科医生说。其实，在妇产科医院里，B超通常就是指"盆腔超声"，只是根据患者是否有性生活史，会选择不同的超声探头：有性生活史的用阴道超声探头，简称"阴超"；无性生活史的用肛门超声探头，简称"肛超"，或腹部超声探头，简称"腹超"。在繁忙的诊室里，在应对一波接着一波的就诊患者时，医生的"脑-口-手"工作系统高效、快速运转，因此难免会发生暂时性的"短路"，有时还会脱口而出"做个腹超，把小便吃得胀一点"这样的"惊人"之语。

若这时患者真的被惊到了，估计没人会感到奇怪。请原谅医生的过度省略，其实他的原文是："做腹部超声要喝水憋尿，让膀胱充盈。"由于腹部超声需要通过足够充盈的膀胱作为透视窗来看清子宫、双侧卵巢的状态，所以对于选择做腹超的患者，医生往往会特别关照。但是习惯短、平、快的妇产科医生有时只顾着把"喝、膀胱、尿、腹超"几个关键词串起来，便硬生生地装配成了这么一句只有在特定场合才能被理解的"黑话"。

Tips

无论是阴超、腹超或肛超，都是B超。

（2）"妇科检查"有几个意思

一般对于有性生活史的患者，妇科检查包括阴道的窥视和盆腔内诊，内诊包括双合诊（阴道内诊）和三合诊（经阴道-直肠联合内诊）。对于没有性生活史，或者在经期但必须做内诊的患者来说，还可以做直肠内诊。

教科书式的妇科检查分为几个步骤，先分解下患者接受妇科检查前的四个动作要领：排空膀胱-检查床上放置垫巾-宽衣解带（包括"小内内"）躺在检查床上-保持膀胱截石位（双腿分开、双脚踏于两侧踏脚上），若一切就绪而医生还在埋头奋笔疾书，可以音调高低适度地提醒下："医生，我好了。"

一定要记住排空膀胱、排空膀胱、排空膀胱（重要的事情说三遍）！因为膀胱也在盆腔里，若不排空，胀大的膀胱会严重影响对子宫和附件扣诊的准确性。在 B 超尚未普及的年代，曾经就有因患者尿排不尽，医生把胀大的膀胱当成了卵巢囊肿的"典故"。

下面，就轮到分解医生的几个动作了。以针对有性生活经历的女士为例，标准的妇科检查包括两个步骤：首先做阴道窥视，目的是了解阴道、宫颈的结构、形态，并做阴道分泌物和宫颈脱落细胞学检查。这时需要使用阴道窥器，俗称"鸭嘴巴"，无论是当前普遍采用的一次性塑料款，还是已经很少在门诊使用的金属款，对于有些女性来说，还是有些抵触心理的，原因只有一个——"怕痛"。

"医生，你轻一点哦，我就害怕这个。"

"好的，别紧张，我会用些润滑剂，你配合好呼吸，放松……"

放置窥器过程中，患者可以双手置于胸口，腹部放松，深呼吸。这时候会阴或直肠区域会有些酸胀不适，但做好配合，这种不适感觉不会强烈。若实在有不适，就请默数 10～15，因为一般 15 秒的时间，观察和取样的操作基本可以完成。

接下来就是第二步内诊。通常使用的是阴道内诊，医生可以通过手感来了解子宫和附件的形态、质地、活动度等情况，这对于判定盆腔肿块性质、了解手术的难易程度都是很有必要的。

内诊结束后，患者就可以起床穿衣了，这是妇科检查后"三步曲"中的第一步。第二步，在离开检查床前，请随手把垫巾扔到一旁的套有黄色塑料袋的医疗废弃物箱内。第三步，据医生的提示，把取样的标本带走送化验。不过，在此过程中，医患之间的几句对话还要好好沟通一下，不然会产生几个段子。

● "躺到床上去"

问完了病史，在妇科检查前，医生会说："躺到床上去"。结果一分钟后，医生看到的是——患者和衣直挺挺地躺在了检查床上。

● "摸摸肚子再起来"

做完了阴道分泌物和宫颈抹片取样，医生边把棉签和抹片刷子放进检测瓶，边示意准备起床的患者说："还没好，要摸摸肚子再起来"。

接下去的画面是，患者迟疑地用手摸摸自己的肚子，一脸疑惑地看着医生。而医生的本意是"检查还没结束，我需要摸摸你的肚子"，即做个妇科内诊。

所以，除非医生说"可以起来了"，不然在没有完成内诊前，请先不要急着从检查床上起来。

● "把这些拿走化验"

妇科检查时的取样，常常包括白带常规检查（插着棉签的细塑料管）、白带细菌培养（有盖子的细塑料管）、宫颈抹片（有盖子的宽塑料瓶，内有一个小刷子）、宫颈刮片（大塑料瓶，内有玻璃片）、宫颈 HPV 检测（有盖子的细塑料瓶，内有一小刷子）。一般医生会放在操作台上，对患者说："把这些（标本）拿走送化验。"这时，患者的眼神要跟着医生的手指方向，确定哪些是自己要送检的标本。

有时可能是医生画的圈太小或太大，或者有时患者忙着更衣没跟上医生的节奏，常常会误把桌上的棉签包、空试管或者一次性手套一并"送化验"，甚至有过把床头灯举着出来的经典故事……

● "医生,脱哪个脚啊"

有些"严谨"的患者会特别尊重医生的意见。躺到检查床上前,会认真地问"医生,我脱哪个脚(的裤腿)啊?"医生的回答很简单,那就是"随便"。

● "医生,我刚把卫生巾换掉"

对于一些不规则阴道出血或经量多的患者,有时虽然"免检",但还是需要根据卫生巾的情况评估出血状态,所以需要留好证据。检查前先别急着把卫生巾换掉,保留卫生巾,医生可以直观地了解经量和颜色等,事先拍照有图有真相也可以。作为"见多识广"的妇科医生,早就看惯了这种"血""腥"的劳什子,是不会给你嫌弃的眼神的。

Tips

> 为了减少妇科检查时引起的不适感,或避免闹出一些小笑话,请做好配合,并听明白医生的话。

(3)什么时间干什么事儿

"医生,这个抽血要空腹么?"

"医生,我什么时候来做这个检查?"

"医生,我月经还没完全干净,可以做 B 超么?"

"医生,……"

的确,在妇科门诊诊室里,这种问题会非常多,而往往医生说了一遍,患者却并不理解,甚至常常会把时间搞反了。

原则上,月经期不做妇科检查和阴道超声,但有异常情况需要明确诊断的除外。另外,需要依照不同的检查目的选择不同的时间。

● 了解卵巢的储备功能,一般选择在经期的第 2~3 天抽血查激素六项。敲黑板!是月经在身上的第 2~3 天,而不是月经干净后的 2~3 天,这点患者经常会理解错误。

● 了解血液中的肿瘤标记物,尤其是CA125,抽血时间须避开经期和炎症期,如上呼吸道感染等。

● 了解子宫内膜情况,一般选择经期的第 5~7 天进行 B 超检查,这时候的子宫内膜最薄,最容易发现息肉等情况。注意,这里也是指月经来的第 5~7 天,有时会有不少患者理解为月经干净后 5~7 天,那时临近排卵期,子宫内膜已经明显增厚了。月经来的第 5~7 天,即使有少量的血性分泌物,若有必要也可以进行 B 超检查。

● 了解子宫肌瘤或卵巢囊肿情况,尽量选择月经干净后的 1 周内进行 B 超检查。

(4)B 超、CT、MRI 哪个更好

"我在备孕,体检超声发现一个 1.5 厘米的卵巢液区,我担心是肿瘤,想做一个 MRI。"

"我有子宫肌瘤,放环 10 年,这次常规复查发现肌瘤大了一倍,超声医师说有变性可能,怎么办?"

"我最近 2 个月一直有下腹隐痛,超声发现右侧卵巢有个 8 厘米的混合占位,怎么办?"

在妇科门诊时常有以上几种情况的患者,为了明确一些盆腔肿块的性质,往往需要通过影像学检查来进一步确诊。其中常用的有三种,分别是:B 超、CT 和 MRI(磁共振)。三者中哪个最好? 如果有人这么问,医生给予的回答会是:"没有最好,只有最合适。"

超声具有无放射性、简便、经济的优点,常用于妇科普查,用以了解盆腔脏器情况,以及子宫肌瘤、卵巢囊性肿块的诊断和随访,但在鉴别肿瘤的良、恶性上不如 CT 和 MRI。MRI 能较好地识别肿瘤的良、恶性,且不具有放射性,但对于体内有金属物如宫内节育器的患者来说则是"爱莫能助",且价格较昂贵。CT 是一项放射性检查,在盆腔肿瘤的定性诊断上不如 MRI,但它对于有宫内节育器的患者来说没有影响。所以,医生采用最合适的"套餐"来开具检查,一般第一步都是 B 超,进一步检查会根据具体情况选择 CT 或 MRI。

回到上述的那三种情况:第一种,生育期的女性首次发现卵巢有直径 2 厘米左右大小的液区,往往是生理性的囊肿(如卵泡),一般会在 1～3 个月经周期后自行消失,大可不必过度紧张。可以在 2 个月的月经后再复查下 B 超,若持续存在或有增大再考虑进一步检查。第二种情况,因患者有宫内节育器不能直接做 MRI,可以先做个 CT 了解下子宫肌瘤的变性情况。第三种情况,对于 B 超提示卵巢有混合性占位的,首选做个 MRI 来进一步明确肿块的性质。

3. 关于治疗

中心思想:各有各理,因人而异

(1) 洗液的正确打开方式:坐浴还是冲洗

在阴道炎的治疗过程中,常常需要在使用阴道栓剂前后配合用阴道洗液。现在好多洗液都配有了阴道冲洗器(头),很多患者也就会想当然地进行阴道冲洗,希望难言之隐"一洗了之"。然而事实上,除非塞药前阴道内白带特别多,一般不建议采用阴道冲洗,而多采用坐浴。

由于阴道内有正常的菌群环境,可以形成防御屏障,不恰当的阴道冲洗,可能会导致正常的阴道内菌群失调,从而降低抵抗外源性病原体的能力。

但有的时候,在进行一些阴道手术前,需要进行阴道内清洁消毒;或者宫颈肿瘤放射治疗后需要将坏死组织清除,则需要使用阴道冲洗。

Tips

如果医生开具了阴道洗液,除非医生有特别关照,一般慎用阴道冲洗。在阴道栓剂使用前,或单纯的外阴炎、外阴瘙痒减缓症状时,可采用清洗外阴后直接将洗液按比例稀释后坐浴的方式。

(2) 保守治疗还是手术

在疾病的治疗原则上,一般可分为保守治疗和手术治疗两个大类。谈"刀"色变很正常,除了部分"真的勇士"外,几乎人人都会这么问:"医生,能不做手术么? 能保守治疗么?"

顾名思义,保守治疗通常就是指用吃药、打针、理疗、针灸、推拿等方法进行治疗;手术治疗就是用手术刀干脆、利落地解决问题。在一般人的概念里,只有疾病严重了才动手术,能保守治疗的,都说明病情不严重。这话听起来没毛病,通常情况下还真是如此的。

但是,但是,请听清楚了,保守治疗并不都是药物治疗,手术治疗也并不全是"片甲不留"。保守治疗也可以是手术方式,手术治疗也可能起到保守作用。

咦,这话听起来咋就觉得是矛盾的呢?

当然不是啦!

能将"保守"和"手术"这两个看似矛盾的"对头"调和在一起的就是"保守性的手术治疗"。比如说,对于某些异位妊娠(停经时间不长、肿块不大、血 HCG 指标不是很高,有生育要求)的年轻患者,就可以通过手术切开患侧输卵管取出异位妊娠的组织物,联合化疗药物的方法来进行保守治疗。

当前,随着医疗技术的发展、医疗理念的更新,一些疾病的手术处理方式已经从原先的"大而全(全面)"逐步变为"小而精(精准)"和个体化。比如原先宫颈重度癌前病变都采用全子宫切除的手术方式,但现在通过宫颈 LEEP 术就可以解决问题,预后好,又保全了子宫。

再比如,子宫肌瘤剥除术、卵巢囊肿剥除术等都属于保守性的手术治疗方式。

根据病情和患者的个体情况,尽可能地保留患者器官,在不影响生命质量的前提下,保留生殖内分泌功能,改善生活质量,这也是近年来推崇的理念。

Tips

在各方面条件允许的情况下,可以采用保守性的手术治疗方法,提高生活质量。

(3) 开腹还是微创

"医生,我这个手术是做开腹好还是微创好?"

"医生,你看我这个肌瘤可以做微创么?"

"医生,微创手术要住院吗?"

"医生,微创是手术么?"

微创手术,顾名思义就是微小创伤的手术。目前在妇科中常用的微创手术主要包括腹腔镜和宫腔镜手术。

宫腔镜从通过女性天然的腔道进行手术,通过光导玻璃纤维窥镜直接进入宫腔,除了可以进行宫腔粘连分解、输卵管通液手术外,近年来更多地被用在子宫内膜息肉的摘除、子宫黏膜下肌瘤的剥除等手术。具有无皮肤瘢痕、恢复快的优点。

腹腔镜手术曾经被称为"钥匙孔手术",是在腹壁上切开 1～3 个 1～1.5 厘米大小的切口,分别将连接摄像系统的冷光源照明和手术器械探入腹腔;医生一边看着屏幕显示器,一边通过在体外操纵进入盆腹腔内的手术器械进行手术操作。近年来,随着设备和技术的不断更新,腹腔镜在妇科手术中的应用越来越广。无论是良性肿瘤还是恶性肿瘤,只要符合手术指征和身体条件都可实施。

腹腔镜手术具有创伤小、疼痛轻、恢复快的优点。甚至在一些肿瘤分期手术、子宫内膜异位症等手术中,有着"看得更清楚、做得更精巧、切得更干净"的特点。所以,与传统的开腹手术方式相比较,两者有时相差的甚至不仅仅是几厘米瘢痕的距离。

有几个误区需要澄清。

● 微创是不是手术？是！把腹腔镜下子宫肌瘤剥除术作为例子,只是进腹方式和手术瘢痕的大小不同,对于子宫肌瘤的处理是一样的。

● 微创能不能麻醉？能！腹腔镜采用的麻醉是全身麻醉。为了减轻术中的疼痛,并保持良好的手术视野,宫腔镜手术建议采用麻醉。麻醉的方式可以根据患者的手术范围、自身情况和医院的医疗技术条件而定。

● 微创要不要住院？要！在目前情况下,除了无需麻醉的宫腔镜下小手术一般可以在门诊做外,其他较大的子宫内膜息肉、子宫黏膜下肌瘤,以及腹腔镜手术都需要住院。一来可以避免患者在手术当天的奔波、不适,二来也便于观察患者的术后反应。住院的时间根据手术范围的不同而有差异,一般在 1～5 天。

医生会根据患者身体的一般状况、肿块的情况(大小、部位、性质、粘连程度)、医疗技术水平等来选择手术方式是开腹还是腹腔镜,若情况允许,一般会尽量采用腹腔镜以减轻患者的手术创伤。

Tips

当患者纠结是做开腹还是微创手术时,可以遵循以下几个"原则"。

● 能做微创,就做微创(听医生的,总没错)。

● 不能做微创,不能硬要求做,否则可能会成为"重"创(不听医生的,会有"挫")。

三、 你的问题，先听医生怎么说

经过了一番有针对性的问诊和检查，医生便可以做出初步的诊断，并告知处理的原则和方法。于是，医生便会"回收"到不少五花八门的问题。

1. 关于"姨妈"

（1）待字闺中，为啥要吃避孕药

真相：避孕药除了避孕，还可以有 N 种用途

小慧是个 30 岁刚出头的白领，有轻微的痛经，单位体检时 B 超发现子宫内膜有一个直径 6 毫米左右的小息肉，一侧卵巢有一个直径 2.5 厘米的囊肿，考虑为子宫内膜异位症。在妈妈的陪同下，她忐忑地来到诊间。通过进一步检查，支持之前的诊断。当我得知小慧目前还没有结婚对象时，建议她先尝试下口服避孕药。小慧的妈妈一脸惊愕，当我解释完用药的道理后，她还是不放心："那吃了避孕药后，她以后还能怀孕么？"

的确，说起避孕药，很多人会谈"药"色变。除了类似小慧妈妈的担忧外，一些已生育的女性，对医生建议使用避孕药来治疗妇科疾病，也是一脸的狐疑，随之类似的提问接踵而来。

"会有副作用么？"

"吃了会发胖么？"

"会长色斑么？"

……

这里的避孕药是指一类短效口服避孕药，每片药中都含有固定剂量的雌、孕激素。可以通过干扰下丘脑-垂体-卵巢轴的功能抑制排卵，同时可以使宫颈黏液黏稠，不利于精子穿透，改变子宫内膜功能，不利于受精卵着床，从而达到避孕作用。

避孕药除了有很好的避孕作用外，还有止血、调经、控制内膜增生等作用，常用在青春期功能失调性出血、异常子宫出血、子宫内膜息肉增生等疾病的治疗，从而可以避免刮宫或减少宫腔镜手术的次数。另外，对于轻度子宫内膜异位症，可以有效地缓解痛经和控制囊肿大小；对于多囊卵巢综合征，可以降低雄激素水平，起到调经的作用。

虽然如今的避孕药在雌激素、孕激素的种类和剂量上已得到了很好的优化，但还是会引起一些副作用，比如轻度的恶心、呕吐、乳房肿胀感等，但都不严重，一般 3 个月内会消失。如果有生育计划的，停药恢复月经后就可以备孕。

Tips

避孕药除了避孕之外还有治疗妇科疾病的作用；避孕药的治疗作用远远大于其可能引起的副作用；避孕药不是不孕药，停药后就可备孕；未婚者也能用避孕药，但必须遵循医嘱。

（2）为啥吃了药"大姨妈"还不来

真相:用黄体酮"催"经,药停了后发生"撤药性出血",月经才会来

张女士今年 42 岁,原本规律的月经这次却延长了 3 周还没有动静,在排除了怀孕后,医生给她开了 10 天的黄体酮口服。结果,5 天后她就急匆匆地来了。

"医生,我几年前也有过同样的情况,结果吃了 2 天的黄体酮月经就来了,为什么这次吃了 5 天却还是没有来?"

又是一个因为科普知识宣传不到位而让我无语的问题。

对于绝经前的女性来说,原本规律的月经出现了延迟,在排除怀孕后,常见的原因是卵巢延迟排卵或不排卵。医生给予黄体酮的目的就是替代原本应该由自身排卵后产生的孕激素,让处于增生期的子宫内膜向分泌期转化。在连续使用一段时间后再停药,子宫内膜便会因为失去了孕激素的支持而发生脱落产生月经,也就是医学上说的"撤药性出血"。

张女士前一次在使用黄体酮 2 天过程中

就月经来潮,其实并不是用药的原因,也就是说即使不用孕激素,两天内"姨妈"也会自行造访,因为只是排卵延迟。而这一次,张女士因为没有停药,所以孕激素的作用还在,子宫内膜还是处于分泌期,所以不会发生"撤药性出血","姨妈"当然还不会来咯。这时候,医生便会再关照她,把剩下 5 天的黄体酮都吃完再等等。

5 天后,心急的张女士又冲进了诊室。"医生,我十天的药都吃完了,为啥还是没有动静?"

"停了几天了?"我问。

"昨天晚上吃完最后一顿的。可是今天还是没来,是不是我要闭经了?"

我有些后悔当时只是在病历上写下了"若停药 2 周未转经再复诊",而没有口头上再强调下。

"别急,一般停药 2～7 天内月经才会来,因为内膜转化脱落需要一段时间。耐心地等上一周左右的时间,'姨妈'必将会如期赴约。"

在下一次复诊时,张女士告知,果然"姨妈"在 3 天后造访。

Tips

在排除怀孕的前提下,月经推迟时可以先等待 1～2 周,若明显超出以往的周期,可做 B 超了解下子宫内膜的情况。若医生判断短期内不会自转月经,可以口服黄体酮催经。

（3）雌激素低,是否就要绝经了

真相:先抑后扬的雌激素在排卵前肯定是低调的

"医生,你帮我看看,我的雌激素指标这么低,是不是要绝经了? 我可不想这么早就变老啊!"

刚 40 岁的浦女士因为月经量有些减少就诊,查了性激素六项,结果发现雌二醇值(E2)小于 25 U/L。一看正常参考值,绝经期对

应的范围值就是小于 25 U/L,于是忧心忡忡地来就诊。我一看,虽然雌二醇小于 25 U/L,但是 FSH(促卵泡生成素)正常,其他几项指标也在正常范围。

其实,浦女士大可不必这么紧张,因为在一个排卵周期内,雌激素水平并不是恒定的,在月经期的前 7 天内一直处于低值状态,随着卵泡的发育会逐步增高,在排卵前达到第一个高峰值,然后逐步下降,在排卵后 7 天左

右又达到第二个高峰值,之后再逐步下降,在月经期达到最低值。由于性激素六项是在经期第2～3天(卵泡期)抽血查的,当然会处于低值。提示是否会绝经,主要是看激素六项指标中的第一项——FSH的高低,而不是仅仅根据雌二醇的数值。若卵泡期的FSH超过20 U/L,提示卵巢功能减退;若超过40 U/L,提示卵巢功能衰竭,这时候,绝经期的到来便真正进入了倒计时状态。

(4)激素用上了就不能停,我可以不用吗

真相:在治疗月经失调、生育调节等方面,性激素类药绝对可以有

48岁的赵女士连续两个月月经淋漓不尽,因为量不多,想着"反正是更年期了,月经乱是正常的",所以也就一直没有就医。这次就诊,是因为突然月经量明显增多,伴有大血块,检查后医生给予了诊断性刮宫的处理。几天后,赵女士拿着"子宫内膜单纯型增生过长"的病理报告单前来复诊。

"我昨天看过门诊了,医生让我用激素治疗。我不想用,因为我听说一旦用上了激素,就不能撤了,要一直用下去。还有其他办法么?"

其实,让赵女士误解的此激素非彼"激素"。

妇科医生常用的激素是性激素,包括雌激素(雌二醇)、孕激素(黄体酮、孕酮),又称甾体激素,是一类脂溶性的类固醇激素,而不是通常大家以为的用于肾病综合征等的糖皮质激素,诸如"强的松、氢化可的松"等。两者是截然不同的两类药物。

对于子宫内膜良性增生性疾病,如单纯型(又称简单型)增生过长、复杂型增生过长,通常会使用以孕激素为主的药物进行后续治疗,促使内膜进行转化,常用的有炔诺酮、甲地孕酮、甲羟孕酮、地屈孕酮等。根据病情的不同,在一个月经周期内使用的时间可以10～20天,停药后让子宫内膜脱落形成"月经",能很好地防止内膜发生病变。一般治疗周期是3～6个月。孕激素在使用过程中,可能会引起一些不适,比如乳腺胀痛、水肿、轻度体重增加等,但停药后就能逐渐缓解。随着天然或近天然孕激素药的上市,药物的副作用越来越轻微,医生可以根据患者的疾病和副作用程度,以及经济能力选择合适的剂型进行治疗。使用超过3个月,需要随访肝肾功能,防止出现药物性肝损伤。

Tips

雌激素和孕激素属于类固醇激素,相关人工合成药物作用于子宫内膜,调节子宫内膜的增生和分泌。药物总体是安全的,可根据副作用调整用药种类。

(5)都快更年期了,为啥还要放避孕环

真相:带"药"的避孕环除了避孕,还可以治病

45岁陆女士被诊断为子宫腺肌病好几年了,近2年来经量越来越多、痛经的程度也越来越厉害,每次经期均需使用止血药和止痛药。根据症状及B超诊断,医生推荐她放置曼月乐宫内节育器。

"我都快进入更年期了,为啥还要放避孕环?况且,我好几年前曾放过环的,结果月经变多把环冲掉了。如果放,月经量会不会更多了?"

这里,又要科普下了。

曼月乐,正规的名字叫左炔诺孕酮宫内缓释系统,它跟一般的避孕环不同,其环丝上含有左炔诺孕酮(一种合成孕激素)，能每天持续稳定地释放很小剂量的左炔诺孕酮作用于子宫内膜，导致内膜变薄，起到抑制内膜增生、减少经量的作用。因此，除了起到避孕作用外，近几年来越来越多的妇科医生会推荐无生育计划的子宫腺肌病、子宫内膜息肉等疾病的患者使用。放置一次5年有效，5年后若没有绝经，还可以重新更换一个。

"我还听说放了这个环后，会闭经，那不是会提前绝经，我不是会老得快啊?"在了解了曼月乐环的相关作用后，陆女士又有了新的顾虑。

的确，放置曼月乐环后会有部分人出现经量减少甚至闭经，但这种闭经是因为子宫内膜萎缩而导致的，却并不影响卵巢的功能。也就是说绝大多数女性会排卵，会正常分泌性激素，所以并不会提前衰老。取环后，月经就能逐渐恢复。

Tips

　　　曼月乐避孕环还可以用于子宫腺肌病、子宫内膜息肉、子宫内膜增生等疾病的治疗。

　　(6) 血止了，"止血"药可以停了吗

真相：性激素类的"止血"药不能说停就停

"医生，你的药真不错，我吃到第二天出血就止住了。可是后来出差忘了带药就没再吃了，没过几天怎么又出血了?"

35岁的晓丽因为月经多、经期延长，在排除了器质性病变后，医生按每8小时一次的频率给予了口服孕激素止血治疗，并告知晓丽在血止住三天后逐步减少用药的频率，直至每天一次。正如所预计的那样，晓丽用药后1天内出血量就明显减少，2天内就彻底

干净了。但是在用到每12小时一次时，却因未带药而突然停药了，从而造成了再次出血。

在治疗功能失调性子宫出血时，医生往往会使用大剂量的孕激素止血。这种情况下，可以让子宫内膜转化或萎缩达到快速止血的作用。一般止血后按每3天减少1/3剂量的标准逐步减量，直至使用10~14天的维持量，以确保在减量的过程中子宫内膜比较稳定而不会发生因激素波动而导致的"突破性出血"。

切记：大剂量孕激素在治疗月经失调时具有很好的止血效果，但并不是单纯的"止血药"，需要逐步减量后方能停药。

2. 关于那些孕事

　　(1) 我孕激素低，是否就怀不上娃

真相：孕激素的高峰期只出现在排卵后，排卵前处于低谷状态

小君的月经周期比较短，一般就25天左

右,她一直担心结婚后会不容易怀孕。所以,刚结婚就急着来做孕前检查了。她在经期第3天抽血查了性激素六项,等一拿到化验报告就急急地对照着标准值看了起来。咦,怎么孕激素这么低?于是,赶紧上网去搜索相关介绍,"孕激素低不容易怀孕""孕激素低容易流产"的字句让她越看越害怕。第二天一大早,就忧心忡忡地来到了医院。

"医生,我在备孕,但您看我的孕激素这

么低,是不是就不容易怀孕啊?"

"你这次抽血检查是在经期第3天么?"我问。

"是的,有问题么?"

"那就没问题啦。"我说。

"没问题? 那是为什么呢?"

像小君这样存在类似疑问的患者还真不少。一般来讲,孕激素水平低下的确不利于胚胎的着床,也容易造成流产,但这都基于排卵后或早孕期的水平而言。

Tips

在正常的卵巢周期内,只有到排卵后黄体形成,孕激素才会逐渐升高,然后在来月经前下降,在经期达到最低状态。

（2）明明是媳妇怀不上,为什么要让老公去检查

真相：治疗不孕症,女方、男方都要检查

小巧结婚 2 年多,虽然都在积极备孕,却一直没有任何动静。曾经有几次月经出现延迟,让她不禁心怦怦地跳,"会不会怀上了呢?"可是拿了验孕棒一测,却总是"小队长"。看着接踵而至的"姨妈",她觉得那简直就像是一盏刺眼的红灯。可是干着急有啥用呢?于是,在婆婆的陪同下,小巧找到了我。

通过询问,我了解到,小巧平时的月经都很正常,性激素六项和 AMH 检测都在正常范围,B 超检查子宫和卵巢也未见异常。

"先每天自我监测下基础体温,了解下排卵情况,然后让你丈夫去男科做下检查,包括精液分析。"我说。

"我儿子以前是运动员,身体非常好,肯定没问题的。"一旁的婆婆忍不住说道,"明明是媳妇怀不上,为啥要让我儿子去检查?"

不孕症,真的只是女方的问题么?

自然受孕必须具备的前提条件是：成熟的卵子、正常的精子、通畅的输卵管和适宜的

子宫内膜,四者缺一不可。虽然最终成功授精的精子只有一颗,但是需要足够量的具备授精能力的精子。若弱精、少精、精子活力降低或精子高畸形率等异常情况,均可以导致不孕或胚胎停育。

为了查明不孕症的原因,需要夫妻双方共同检查。比起女方检查需要抽血、超声随访、监测体温,甚至进行 HSG(输卵管碘油造影)、腹腔镜等一系列项目而言,男方一般就只有精液检查一项。没有比较就没有发言权,不曾了解就容易有误解。不孕症的检查,男士不能缺位。

（3）结婚 1 年未孕,能直接做输卵管造影吗

真相：不孕症的检查应由简入繁,先从查卵巢功能开始

杨子结婚 1 年了,夫妻感情不错,虽然积极备孕,但却一直没有结果。在婆婆妈妈们的高度"关注"下,杨子来到了医院。

"医生,我结婚 1 年了还没怀孕,我想做个输卵管造影看看。"

"你以前怀孕过么? 有痛经或盆腔炎

么?"我问。

"从来没有怀过。没有痛经也没有过炎症。"

"平时月经怎么样?"我再问。

"不准,有时3~6月,有时半年多才来。我没觉得怎么呀,我妈说当初她的月经也是这样的,但是结婚不久就怀上我了。"

说到这里,主要问题终于浮出了水面。"先不做输卵管造影,你倒是先把激素六项和B超给做一下。"我说。

通过检查果然证实了医生的推测,杨子不孕的原因是多囊卵巢综合征。这种因排卵障碍而导致的不孕症非常多见,除了月经周期延迟(常常会3~6月或更长,甚至闭经),还会有多毛、痤疮等雄激素增多的表现。往往需要通过促排卵来帮助怀孕。

因此,对于杨子来说,首要的治疗是调经和促排卵,而不是先检查输卵管。

杨子从来没有怀孕过,属于原发性不孕。平时也没有痛经和盆腔炎病史,所以因子宫内膜异位症或盆腔炎引起的输卵管粘连的可能性不大。尽管随着技术水平的提高,因输卵管造影操作导致并发症的可能性很小,但对于患者来说这毕竟是一项侵入性的检查。所以,一般会在基本排除了卵巢性因素、男方因素、备孕方式不正确等因素后,医生再考虑进行此项检查。

不过,并不是说原发性不孕患者就不需要做输卵管造影。有时隐匿性的上行性生殖道炎症(如衣原体感染)、盆腔结核都会导致输卵管粘连堵塞。输卵管造影,该要做时还得做!

(4)早孕期用了感冒药,这个孩子我能要吗

真相:影响早孕的危险因素没有你想象的那么多,不要轻言放弃

"医生,我两周前不知道自己怀孕了,吃了感冒药,这个孩子能要么?"

"医生,我前几天发烧,吃了抗生素,这个

孩子可以生么?"

"医生,我上个月单位体检拍了胸部CT,今天发现怀孕了,怎么办呀?"

"医生,我刚结婚根本没做好准备,叶酸也没开始吃,就意外怀上了,可以生么?"

"医生,我上周因为恶心胃痛做了无痛胃镜,结果发现是怀孕了,这个宝宝可以要么?"

"医生,最近我们公司在室内装修,会对这个孩子有影响么?"

"医生,我用了紧急避孕药,但发现怀孕了,怎么办?"

"医生……这个孩子我能要么?"

诊室里每天总会有许多类似的因在早孕或早早孕期不知情的情况下,使用过一些说明书上写着"孕妇禁用或慎用"的药物,或接触了有毒有害物质的患者前来咨询,她们或焦虑,或后悔,或茫然,或伤心,但都想得到一个答案:若要下这个孩子,会有风险么?

的确,随着医学知识的普及,大众优生优育理念越来越强烈。要么不生,要生就生最健康的宝宝。为此,很多女性便会在怀孕前先做一次孕前检查、提前服用叶酸备孕等。有"备"而"来",有"备"无"患",是备孕女性坚守的观念。

但是,人算不如天算,排卵期会提前、安全期"不安全"……因为各种原因,都有可能出现意外怀孕。如果在不知有孕的情况下,出现上述情况该怎么办呢?

有时,尽管医生根据孕妇的停经时间、受孕时间详细分析了药物可能引起的风险非常小,但是患者和家属还是坚决地选择了流产。这时,医生是蛮无奈的。其实对于这种情况,医生的处理原则是:个性化分析、人性化处理;珍惜生命,不轻易放弃。

如果出现上述意外情况,患者可求助有经验的专业医生。医生会根据患者的受孕时间、接触的药物等不良因素的有害程度进行分析,对于那些致畸性不明确的不良因素,患者完全可以在充分听取医生的专业分析后再

行选择。

如果选择放弃,则要面临流产可能产生的风险。虽然早孕人流或药流术总体很安全,但还是会存在一些近期或远期的并发症,包括宫腔粘连、盆腔炎症、子宫内膜异位症,甚至继发不孕的可能。临床上,这种因一次"非必须"的人流导致继发不孕的病例并不少见。"我好后悔啊,当初不应该做掉的!"很多患者事后这样说。但是,即使有后悔药也无法让她重新选择一次。上苍给每个女性都发了一张"生育卡",但谁也不知道其中预存了几次生育机会,或许只有一次呢? 所以,面临"要还是不要"的选择时,请听听专家的建议,一定要慎之又慎。

Tips

既然备孕,就请慎行;若万一有意外插曲,也应在专业咨询后慎行。

(5) 为啥"大姨妈"没停,我却怀孕了

真相:有时和怀孕相关的阴道出血与"月经"很相似

"医生,我这个月月经'滴滴嗒嗒'一直不干净,已经有 10 天了,量也很少,颜色也暗。我是不是月经不调了?"26 岁的小恬刚结婚 3 个月,平时月经规则,周期 35 天。

在了解了前两次的月经情况后,我让小恬去做个尿妊娠试验检查。

"医生,我月经都在身上,怎么可能怀孕? 不可能的嘛。"

"去查一下,我们首先要排除妊娠。"我说。

结果,"不可能"变成了可能,而且是 100%的可能! 尿妊娠试验阳性,超声提示"宫内见胚囊"。

"怎么可能没有停经,却怀孕了?"小恬一脸的疑惑。

其实,小恬这次所谓的"月经"并不是月经,而是先兆流产引起的少量阴道出血。有时先兆流产发生出血的时间会与正常的月经日期比较接近,所以会产生没有停经的错觉。不过,这种出血往往量少、色暗,持续时间也与平时正常的月经不同。

Tips

一旦育龄期的女性出现与平时月经不一样的情况(周期、经期、经量中的任意一项或几项),都要首先排除怀孕或与怀孕相关的疾病。

(6) 都看到心跳了,为啥这个孩子不能要

真相:对于胚胎存活的宫外孕,只能舍弃

这几天,阿芬的心情经历了一场悲喜过山车。结婚三年不孕的她,终于发现验孕棒上出现了"两条杠"! 她兴冲冲来到当地医院一查,果然妥妥的"+"。可是做了 B 超,却没有发现宫内有孕囊。我嘱其一周之后再复查。十天后,阿芬重新又做了一次 B 超。这次看到了孕囊,可是却不是在子宫腔内,而是在子宫外!

"右侧附件区见一孕囊,见原始心管搏动"。医生检查后写下了诊断:异位妊娠(胚

胎存活）；处理：急诊手术行单侧输卵管切除术。拿着超声报告单和急诊入院通知书，阿芬怎么也想不明白，为什么明明看到了孕囊，却不能要这个宝宝，而且还要立即手术切除？

异位妊娠一般都很难在术前就能确诊，但有一种情况除外，那就是在子宫腔外能看到明确的孕囊并伴有原始心管搏动。由于这是异位的胚胎存活，所以随时都有可能会发生输卵管破裂出血而引发腹腔内出血。因

此，一旦在 B 超下看到这种情况，医生就会立即安排患者入院手术。

最终阿芬接受了腹腔镜下患侧输卵管切除术，术中发现对侧的输卵管外形正常。术后半年通过 HSG（输卵管碘油造影）检查证实管腔通畅。于是，在医生的指导下经过 3 个月的备孕期，顺利怀孕。当早孕期的首次 B 超检查证实孕囊在宫腔内时，阿芬忐忑的心终于放下了。

3. 关于宫颈疾病

（1）同房后出血，是不是就是宫颈癌

真相：有"不好"的症状未必就是肿瘤

"医生，昨天我同房后又出血了，会是宫颈癌么？"

一踏进诊室，阿娟就急不可待地开口了，一脸的紧张，"我之前看过一篇科普文章，说宫颈癌的症状就是同房后接触性出血，怎么办？"

"这样的情况有多久了？定期做妇科检查么？"我问。

"这已经是本月的第二次了。以往每年都普查的，就说是宫颈糜烂。"

通过进一步检查，发现 26 岁的阿娟宫颈呈重度糜烂样改变，但宫颈 TCT 报告提示：正常宫颈抹片，中度炎症。同时宫颈癌相关病毒 HPV 也是阴性。

"放心吧，你就是宫颈炎性改变，不是宫颈癌。"我说。

宫颈糜烂样改变，以往常被称为"宫颈糜烂"。其实并不是真正意义上的因上皮溃疡、缺失所致的真性糜烂，而是宫颈管内的柱状上皮在雌激素的影响下，异位到了宫颈外口

（也就是平时医生可以通过阴道窥器看到的宫颈部分），从而使宫颈外观呈细颗粒状的红色区，就像病理性的"糜烂"一样。这种生理性柱状上皮异位，多见于青春期、育龄期、妊娠期雌激素分泌旺盛的女性。

因此，这里所说的"糜烂"只是一种临床征象，为类似糜烂样的改变。现在，有的医生还会习惯用"宫颈糜烂"来描述宫颈的外观，但是宫颈糜烂已不再作为慢性子宫颈炎症的诊断术语。也就是说，仅凭"糜烂样"的外观就诊断为宫颈炎，是不正确的，需要依靠宫颈脱落细胞学筛查（如 TCT/LCT），以及阴道镜下活检病理学诊断。

"那我糜烂样是重度，是不是说明很严重啊？"阿娟还是不放心。

实际上，医生描述的只是糜烂样改变的范围，而不是疾病严重的程度。若糜烂样改变的范围超过宫颈外口面积的 2/3 以上，就称为重度糜烂样改变。慢性宫颈炎的诊断主要是看宫颈组织中（间质）出现的慢性炎性细胞浸润的多少来判定的。比如说，炎症细胞浸润在 51%～75% 范围，就诊断为中度炎症。所以，

糜烂样改变的程度不等同于炎症的程度。

虽然生理情况下会引起宫颈糜烂样改变,但也有一部分宫颈癌和癌前病变(鳞状上皮内病变)也会有这种外观表现。所以,对于

有宫颈糜烂样改变的患者,需要先进行宫颈细胞学检查或 HPV 检测,对于怀疑有异常的,还需进一步做阴道镜及活检,通过病理学诊断来明确。

Tips

- 宫颈糜烂≠慢性宫颈炎,眼见为"虚",病理谓实。
- 同房后出血≠宫颈癌,症状可能相似,依靠病理证实。

(2) HPV 阳性,不治疗会变癌吗

真相:带肿瘤致病病毒,并不等于肿瘤

"医生,我体检发现 HPV 阳性,我上网查了一下,HPV 是引起宫颈癌的病毒,我要怎么治疗啊?"23 岁的璐璐拿着体检报告进入了诊室。

在进行了初步安慰后,我了解到璐璐虽然还没结婚,但已经有了一个同居 2 年的男友,平时也并没有白带增多或发黄等症状。通过进一步检查,发现宫颈细胞学 TCT 正常。

"目前无需治疗,只要定期随访就可以。"我说。

"那我现在已经感染了 HPV,该怎么办呢?是否感染了就一定会得宫颈癌呢?"璐璐很不放心。

回答当然是否定的。璐璐完全可以不必过度焦虑。宫颈癌与 HPV 感染有关,但不是感染了 HPV 就会变宫颈癌。

研究发现,约 80% 的有性生活的女性一生中都有可能感染 HPV,但其中很多都是一过性的感染,并且也没有症状,也就是说可以被自身免疫系统清除。HPV 感染有两个高峰期,一个是 20~29 岁,是性生活活跃期;一个是 45~52 岁,是围绝经期,免疫力下降期。另外,HPV 感染与性卫生习惯不良也有关系。开始性生活时间越早、性伴侣越多,感染率就越高。但感染了这个病毒并不等于得病,很多感染者可以在 1~2 年内清除。病毒消退的时间与 HPV 的亚型型别有关。一般低危型 HPV 消退要 5~6 个月,高危型 HPV 消退需要 8~24 个月。只有少部分人才会发生生殖道尖锐湿疣、宫颈鳞状上皮内病变和宫颈癌。因此认为,只有持续的、反复 HPV 感染,才是导致宫颈癌及其癌前病变的真正危险因素。

Tips

- 感染了 HPV 无需过度焦虑。
- 性活跃期女性 HPV 感染率高,但大多是一过性感染,可以被自身免疫系统清除。
- 只有持续的、反复 HPV 感染,才是导致宫颈癌及其癌前病变的真正危险因素。

（3）绝经了为啥还要用避孕套

真相：绝经后使用避孕套可以预防阴道炎复发

58 岁的李阿婆因外阴灼痛，伴有白带增多、发黄并有异味来诊，经过化验发现同时存在滴虫性阴道炎和细菌性阴道病。在使用了一个疗程的阴道栓剂和口服药物后，症状明显好转，自认为已经治愈，也就没按医嘱复诊再巩固用药。这次，因为停药后两周症状又复发了再来就诊。

"治疗后有同房么？"我问。

"有的，有过 1～2 次。"

"使用避孕套了么？"

"避孕套？我都绝经好几年了，为什么要用避孕套？"

细菌性阴道病的治疗期间是不能有同房的。治疗结束后为防止交叉感染需要使用避孕套。这时候使用避孕套，可不是为了避孕。阴道炎症会在性生活后加重，如果在治疗不彻底的情况下同房，极有可能会导致炎症的复发。

"因为你同时合并滴虫性阴道炎，还需要

你丈夫一起治疗。给他的甲硝唑片有没有吃？"我问。

"没有……他说又不是他得病，为啥要他吃药？"

"阴道毛滴虫是一种通过性传播的病原体，不仅可以寄生在女性的阴道和尿道，还可以寄生在男方的生殖道和泌尿道。因此，即使性伴侣无症状，也需要同时治疗。"我说。

一旦滴虫存在于阴道内，就能吞噬正常存在的乳酸杆菌，改变阴道内的酸碱度。同时，使阴道成为厌氧环境，容易造成厌氧菌的繁殖。所以，一半以上的滴虫性阴道炎会同时合并细菌性阴道病。只要按医嘱在局部用药的同时，配合全身用药，坚持性伴侣一起治疗，一般是能够治愈的。但一定要记住，在双方治愈前应避免不使用避孕套就同房，否则会影响治疗效果。由于有再次感染可能，所以三个月后还需要进行复查。

"好的，医生，我懂了，我回去就让丈夫把药用上。看来，为防止交叉感染，即使绝经了还是需要使用避孕套的呢。"李阿婆说。

4. 关于子宫内膜疾病

（1）"增生"和"增生过长"难道就差两个字吗

真相：两字之差，差的不仅是诊断，治疗也不同

"医生，这是我的诊刮报告，上面说我是子宫内膜增生，是不是有问题啊？"

42 岁的黄女士因为放置宫内节育器十几年后经期延长，在月经第 8 天诊刮的同时把环取掉了。看到病理报告写着："增生期子宫内膜。"

这是正常情况，不用紧张。在月经期子宫内膜脱落后，从周期的第 5 天起就会进入子宫内膜增生期，一般会持续到排卵后，随着孕激素的作用，才会转化到分泌期。如果按正常周期 28 天来说的话，也就是第 5～14 天子宫内膜处在增生期，在 15～28 天处于分泌期。黄女士这次刮宫是在周期的第 8 天，当然就是这个状态。但是如果第 8 天诊刮报告提示"分泌晚期内膜"，则说明卵巢黄体萎缩不全，这种情况会引起子宫内膜脱落不及时、不同步,从而也会引起经期延长。

"那医生,你看看我的诊刮报告。"排在黄女士之后的卢女士赶紧拿出了自己的病理报告单。"医生,我这次也是因为月经不干净刮的宫,我看就比她多了'过长'两个字,是不是也没有问题啊。"

卢女士,52 岁,诊刮病理报告为:"单纯性子宫内膜增生过长"。

别小看多了"过长"这两个字,这反映的是存在子宫内膜增生症。但是,没关系,这种情况属于无排卵性异常子宫出血的一种,是因为子宫内膜只受到雌激素的持续影响而没有孕激素对抗,从而发生的增生性改变。它的组织学特点是内膜腺体和间质增生的程度超过了正常周期的增生期,通俗地说,就是"增生过头"了。如果在单纯性增生过长的基础上腺体进一步高度增生,就会发展成为复杂性增生过长。

单纯性增生过长的癌变可能性很小,仅约 1%,复杂性增生过长的癌变率为 3%。如果有症状,及时刮宫诊断,及时给予治疗并坚持随访,大多可以阻止进展为子宫内膜癌。

治疗上,黄女士是正常的月经周期内膜状态,取环后可以观察月经情况,若正常了,就无需治疗,常规随访就可以。对于有内膜增生过长的卢女士来说,则需要使用孕激素周期治疗即"子宫内膜萎缩法"3~6个月。

(2)息肉为啥"生生不息"呢

真相:多发、好发、复发的息肉,可以管也可以不管

"医生,我都已经做了 2 次子宫内膜息肉手术了,怎么这一次又有了呢?"40 岁的曾女士一脸的焦虑。

她曾在三年内做了 2 次宫腔镜子宫内膜息肉摘除手术,两次的息肉大小分别为直径 2 厘米和 1.5 厘米。第一次术后曾女士并未用药,结果一年后息肉又复发了。第二次术后口服了半年的避孕药,服药期间超声提示子宫内膜正常。可是这次停药一年后复查,B超又提示"宫内中高回声 9 mm × 7 mm × 7 mm,子宫内膜息肉可能。"

"你平时有什么症状么?"我问。

"第一次做手术前一直有经期延长,平时排卵期出血也很频繁,做了手术后症状就好转了。做第二次手术前,偶尔白带里混有血丝,做完之后,这种症状倒也消失了。现在,什么症状都没有。"曾女士害怕再次手术,"医生,子宫息肉到底是怎么引起的,为什么会不停复发呢?"

子宫内膜息肉是由于子宫内膜局部过度增生而形成的单个或多个光滑的赘生物,从育龄期到绝经后妇女均常见。目前具体的发病原因还不明确,但认为与内分泌紊乱和长期妇科炎症刺激有关。内源性或外源性雌激素水平过高均可导致子宫内膜息肉的形成,肥胖、高血压、乳腺癌术后使用内分泌治疗也都是子宫内膜息肉的高发因素。如果排卵功能不良,或经常使用一些含激素类的保健品,都有可能使息肉复发。

在治疗上,要结合症状和息肉的大小来决定,小于 1 厘米的无症状的息肉可以期待自行消退。曾女士目前息肉小,也没有症状,可以暂时随访观察。若随访期间有明显增大,或出现明显的经期延长、经量增多等症状,可以选择在宫腔镜息肉摘除时放置曼月乐治疗,从而预防之后的再次复发。

子宫内膜息肉绝大多数都是良性的,但也有很小的一部分会癌变,所以需要随访,尤其是对于绝经后持续存在的息肉。

四、为了让你听懂，听医生怎么"比方说"

1. "违建"和"渗水"——子宫肌瘤与子宫腺肌病

"医生，为什么子宫肌瘤能剥，而我的子宫腺肌病就不能剥除？"

晓晓发现子宫腺肌病有好多年了，近2年来出现了月经量增多和痛经加重的情况。听小姐妹说她也有类似的症状，结果把黏膜下的肌瘤剥除后就一切正常了。所以，这天她拿着B超单兴冲冲地来看病了。可我告诉她，她的子宫腺肌病是不能剥除的。

若要详细解释清楚，需要从子宫肌层的解剖结构、子宫腺肌症的发病原因从头讲起了，讲"课"也就罢了，问题是说了半天，患者还是一头雾水怎么办？

那索性就采用"简单＋直白"的表达方式呗！

子宫肌瘤，就好比是子宫肌层里的违章建筑，要么向内在子宫腔内搭建一个小厨房（黏膜下肌瘤），要么在子宫外层向外扩建一个大阳台（浆膜下肌瘤），不过最常见的是在墙壁里敲敲打打做一些大大小小的壁橱（肌壁间肌瘤）。当需要拆除违建时，只有把这些小橱小房整体敲出（剥除），然后修复好墙面（缝合子宫肌层）就可以了。

不过，子宫腺肌病就不一样了。子宫腺肌病是异位的子宫内膜"移居"在了子宫肌层里，也会随着体内雌激素的影响而发生反应性的改变，而且它的存在方式大多是弥漫型，也就是广泛分布在肌层，就好比墙面渗水。此时，除了小部分相对比较局限（局限性的子宫腺肌瘤）的可以局部敲出（病灶切除）外，大部分的子宫腺肌症就很难用这种保守性的手术治疗方法了。

不过，对子宫腺肌病也有其他保守治疗方法。既然"房屋"的排水系统已经失灵（子宫腺肌病的发病原因至今未明），无法将弥漫的异位内膜组织一一去除，那就采用"断水"的方法。也就是可以用 GnRH 或左炔诺孕酮宫内节育器（曼月乐）让异位内膜萎缩，让"水"不再产生，从而解决"渗水"问题。

划重点

> ● 无论"违建"，还是"渗水"，都要从源头上进行处理。

2. "梅雨"和"暴雨"——无排卵性出血

14岁的小涵初潮后1年，经期间隔时间

长短不一，但经量总是很少，而且每次总要持续2周左右才干净。这天,在妈妈的陪伴下来到了医院。

"医生,为什么她月经一直不肯停呢,而且量也很少,颜色也暗,就像豆沙一样。时间也很乱,要么3周不到,要么2个月才来。这是什么情况?"小涵妈妈很是担心。

青春期的排卵功能还不成熟,所以往往是无排卵性的月经,因为没有孕激素对抗,所以引起雌激素突破性出血,因而周期长、经期长、经量却不多。

"月经难道不是排卵后才会有的么,什么是突破性出血?"小涵妈妈想进一步了解。

正常的月经周期是卵巢排卵后随着黄体持续时间的结束,雌、孕激素撤退,子宫内膜功能层脱落而出血,也就是说正常的月经是在排卵后才产生的。有排卵的月经都是自限性的,即不靠外界因素就能自行停止。但在青春期、绝经过渡期,以及育龄期女性因其他因素干扰排卵时,会发生无排卵,这种情况下的月经,就是无排卵性月经,正规名称为"无排卵性功能失调性子宫出血"。

青春期因为没有规律性排卵,没有孕激素对抗,因此子宫内膜只在低水平的雌激素影响下增生,且较薄,一旦雌激素出现波动就会发生局部内膜脱落出血。在低雌激素水平下,内膜修复慢,因此表现为出血周期长短不一、持续时间长且量少。就像梅雨季节的雨,因为降雨云团不稳定,所以雨势不大却淋漓绵长,一会有一会停。这就是低雌激素水平的突破性出血。小涵就属于这种情况。

"哦,医生,我听明白了。那我想问问我自己的情况。"小涵妈妈继续问道。"我今年48岁了,近半年来月经周期也不准了,前面有2个多月不来,可这一次来了,开始几天量很少,三天前却开始明显多,有大血块,昨天开始一个多小时就要湿透一片夜用的卫生巾。这是什么原因呢?"

这种情况与小涵起因相似,都属于无排卵性月经,但是另外一种类型,是高水平雌激素性。小涵妈妈处于绝经过渡期,这种情况下,卵泡有发育,但很少会成熟,使雌激素处于高水平状态的有效浓度,从而引起长时间的闭经。因没有孕激素参与,所以内膜增厚但并不牢固,一旦雌激素水平发生波动,很容易发生急性突破性出血,血量汹涌。这就像夏令时节的持续暴雨,云团厚,雨势来得猛、雨量大,一般要持续一段时间。

"医生,你这么比喻我都听懂了。那我们该怎么治疗呢?"

让梅雨停,需要稳定云团,可以通过增加一定剂量的雌激素来维持子宫内膜的稳定性,也就是通过修复子宫内膜达到止血效果。要让暴雨停,只能让云团都"落掉"。不过让明显增厚的子宫内膜脱落彻底的话,会引起大出血导致贫血,所以,一般医生会建议诊刮,把这些增厚的内膜刮除,就好比让云团尽早消散而达到快速止血的效果。

划重点

> ● 无论是烦人的"梅雨",还是吓人的"暴雨",都需要及时就诊,对因治疗。

3. "雷阵雨"——撤药性出血

45 岁的惠女士已经停经 2 个多月了，在排除了妊娠的可能后，她来到了医院。

"医生，我之前月经都挺好的，就是最近老是出差，人比较累，已经有 2 个多月没有来月经了。我下个月又要出国旅游，想尽快让月经来一次，不然不能泡温泉了。"

B 超检查提示：惠女士的子宫内膜厚约 12 mm，回声欠均匀。

这种情况下，如果患者不想再等等看它能否自己来，可以连续使用几天黄体酮，停药后让子宫内膜撤药性出血，来一次月经。

使用雌激素、孕激素药物一段时间后，停药 2～7 天，导致体内激素水平突然急剧下降，内膜失去支持而发生出血，表现上与月经一致。这个过程有点像下一次雷阵雨，因为量比较集中，所以开始几天的量可能会比平时月经略多些，但因为内膜脱落得比较彻底，所以经期一般不会超过 7 天，可谓是"来得猛，去得快"。所以，可以备用一些止血药，若前两天量比较多，可以控制一下。

惠女士目前子宫内膜已经有 12 毫米，表明体内已经有一定的雌激素水平，内膜已有增生基础，这时候仅用孕激素就可以发生撤药后出血，也可以说是具有"催经"作用。

划重点

- 撤药性出血"来得猛，去得快"，有"催经"的作用。

4. "人工降雨"——人工周期

"医生，我才 38 岁，月经就不来了，还有潮热心烦的情况，需要治疗么？"

范女士被诊断为"卵巢早衰"，也就是不到 40 岁就因卵巢内卵泡耗竭或医源性损伤（如手术或化疗、放疗）导致的卵巢功能衰竭，表现为继发性闭经和围绝经期症状。虽然范女士已经没有再生育的打算，但为了减轻她提前出现的围绝经症状，我在做了检查评估并充分与范女士沟通后，决定使用人工周期治疗。

若用专业解释，人工周期就是：模拟类似正常月经周期中卵巢分泌的内分泌变化，序贯应用雌、孕激素，使子宫内膜发生先增生期、后分泌期的变化，停药后数天使子宫内膜脱落形成月经。适用于青春期及生育期内源性雌激素较低患者。在月经第 5 天开始，连续使用生理替代剂量的雌激素，第 16 天起再加用孕激素,后 10 天两种药物一起使用。

看到这里,读者一定会跟范女士一样说:"医生,我听不懂。"

是啊,不做妇产科这一行是不太容易懂。但是接受这项治疗的患者有必要搞懂!我们还是来个比喻吧。雌、孕激素在人工周期里的作用机制就好比是人工降雨。自然课的人工降雨知识点还记得不?现在我们就借用一下这个科学原理。若把子宫内膜比作云层,那雌激素就是云层里的水汽。雌激素水平低下时,云层就很稀薄,无法形成降雨。而孕激素就好比是人工降雨剂——碘化银。当云层里的水汽越来越多时(子宫内膜在雌激素的作用下不断增生),便形成了一定厚度的云团,这时候,向云层撒播碘化银,就会产生化学和物理反应(子宫内膜在孕激素的作用下转化为分泌期),当反应积聚到一定程度就形成降雨(子宫内膜脱落形成月经)。

也就是说,人工周期通过先单用雌激素,后联合使用雌、孕激素的方法,让子宫内膜按规定模拟一下"流程",下一场期待的人工降雨。

"那我这种情况做人工周期有什么好处么?这些药都是激素,会对人体造成危害么?"范女士还是有些犹豫。

人工降雨对于干旱地区来讲,可以湿润环境,滋养大地的植被,促进万物生机。同样,对于本应该在 50 岁左右才绝经的女性来说,过早地绝经会提前出现一些更年期症状,不仅会因生殖道萎缩而影响夫妻生活,时间长了还会引起骨质疏松、心血管疾病等。而"人工周期"可以有效地缓解这些症状,延缓因卵巢功能衰竭而导致的并发症。

常用的雌、孕激素均为低剂量模拟生理周期的甾体激素,总体是安全的。当然,有的患者使用过程中会有乳房胀痛、水肿、情绪波动等反应,但都比较轻微。况且,医生在使用前还会进行乳腺、肝肾功能、凝血功能等项目的检查,评估后再决定是否用药,以及采用何种方法。因此,对于卵巢早衰的患者来说,使用人工周期替代治疗是利大于弊。

划重点

● 对于卵巢早衰的患者来说,需要人工周期来定期"人工降雨"。

5."太阳雨"——排卵期出血

"医生,我月经干净后一周总有那么两三天会有一些淡粉色的出血,一般都不需要用护垫。但有时也会持续一周左右,颜色是咖啡色的。这会有问题么?"30 多岁的小晴带着困惑而来。

根据小晴的月经周期和 B 超检查,排除了器质性病变可能,考虑是排卵期出血。

若要用专业的话来解释这个问题,排卵期出血是这样的:育龄期的妇女在排卵前后,受各种因素的影响,体内的雌激素水平会有所波动,导致局部子宫内膜有所脱落而造成出血,但一般量少,持续时间短。一旦排卵后,随着黄体分泌的雌、孕激素水平增高,局部脱落的子宫内膜得到修复,出血便止住了。

但如果黄体功能不足，局部脱落的子宫内膜不能得到完整的修复，就会引起出血时间延长，甚至会延续至下一次月经前。

"打比方"的说法是这样的：这就好比是太阳雨。如果把子宫内膜脱落出血比作下雨，那么刚干净的那几天就可比作晴天。随着卵泡的发育，雌激素水平不断增高，内膜不断增厚形成"多云"。排卵期前后雌激素水平有所波动，会形成一些富含"水汽"的"云团"，如果"水汽"过于充沛就会短暂"下雨"（出血）。但就像太阳雨一般，持续时间短，量也不多。一旦排卵后随着黄体分泌的雌、孕激素水平的增高，"云层"稳定，出血就停止了。

太阳雨不会经常出现，排卵期出血也是。往往会在情绪波动、身体比较劳累的情况下出现。少量、短暂、非经常，就是"太阳雨"——排卵期出血的特点。

划重点

- 排卵期出血常会在情绪波动、身体状态不佳的情况下出现。
- 是一种功能失调性出血，往往没有器质性病变。

6. 割一茬"韭菜"——药物性刮宫

"医生，我这次月经时间拖得很长，前几天量比较多，现在几天量少了，但是还是没干净，已经快 10 天了。去了其他医院，有医生让我刮宫，可是我实在害怕，有其他的方法么？"

钟女士今年 47 岁了，已婚已育，以往的月经都比较正常，近两个月来因孩子要高考，精神比较焦虑，月经一下子就"变脸"了。

在排除了妊娠相关性疾病后，B超提示"子宫内膜 11 mm，较均匀，子宫肌壁间小肌瘤 2 cm，双侧附件未见异常"。血液检查贫血也不严重。

"目前首先考虑是更年期无排卵性出血，我们先试试'药物性刮宫'吧。"我说。

"刮宫？不，不，不，医生，我害怕刮宫。况且孩子这几天就要考试，刮宫了就要休息，可不行。"钟女士一个劲地摆手。

"药物性刮宫不是直接用器械刮除子宫内膜，而是吃药后让子宫内膜完整脱落，两者的方法不同，但效果比较相似。"我安慰道。

"有这么好的办法？"钟女士的眼睛一亮，"那是什么药物？"

"我们通常采用的是单纯孕激素疗法，目的是使在雌激素作用下持续增生的子宫内膜转化为分泌期；同时孕激素有对抗雌激素作用，可以使内膜萎缩，因此也称为'药物性刮宫'，还被称作'子宫内膜脱落法'或'子宫内膜萎缩法'。"

又听不懂了吧？我们再来打比方：药物性刮宫有点像割韭菜。对待内膜就像对待不断在"疯长"的韭菜，定期用"孕激素"割一茬，让原本只在单纯雌激素作用下增生的内膜能定期完整脱落一次，预防子宫内膜增生过长。

这下明白了吧。那问题又来了——为啥之前的医生会直接让钟女士刮宫呢？

其实，之前医生的处理原则也没有错。对于围绝经期异常子宫出血的患者，若出血时间长、出血量多，首选还是考虑诊断性刮宫。因为既可以快速止血,又可以有病理学诊断明确出血原因。只是有时结合患者的需求和个体情况,可以酌情先用保守治疗。钟女士通过其他检查考虑器质性病变可能不大,也没有明显贫血,所以可以尝试下这个方法。不过,如果效果不好,还是有要刮宫的可能。

接受药物性刮宫治疗时,不能漏服药,不然很有可能会发生不规则出血。按时间服完后,等上2~7天,之后便会来一次月经,这时就是"割的那茬韭菜"脱落了。这种"药物性刮宫"来的月经量可能会比较集中,可以适当使用止血药。届时复诊。

我和钟女士都没有干农活的经历,这里

的"割韭菜"也非网络上的股市用语,而是拜生物课上所学的农谚所赐。患者听明白了医生的话,将更有利于医嘱的执行。

划重点

> ● 孕激素治疗可以让原本只在单纯雌激素作用下增生的内膜定期完整脱落,可以预防子宫内膜增生过长的发生。

7. 粉刷"墙壁"——子宫内膜修复法

"医生,我女儿13岁,这是来的第二次月经,量太多了,怎么办?"琛琛的妈妈一脸焦急,"这次量很集中,不到2小时一片卫生巾就湿透了,晚上要用2片特长的夜用卫生巾。今天她喊头晕,我看量一点没有少,就带她过来了。"果然,小姑娘都已经出现轻度贫血了,血红蛋白只有98 g/L。

"医生,我听别人说止不住的话,要刮宫的,这怎么可以啊!"琛琛妈妈越发焦急了。

一般对于琛琛这样的青春期功能失调性子宫出血,可以先用子宫内膜修复治疗。

琛琛出现大量出血的原因是因为她这个年龄的月经往往是无排卵的,体内只有雌激素而没有孕激素,所以子宫内膜既薄又不均匀,即使有时雌激素水平会增高,内膜有增厚但也不牢固,一旦出现雌激素波动就会发生突破性出血,会出现经量明显增多。而由于她体内下丘脑-垂体-卵巢排卵功能轴还没有成熟,往往没有足够的雌激素来使内膜修复,

所以出血很难自止。

打个比方,就拿粉刷墙壁来说吧。刚刚垒好的墙,只看到一块块的砌起来的墙砖,墙面裸露而斑驳,这时候如果仅仅糊一层石灰肯定盖不住。需要将调和好的水泥砂浆均匀涂抹在砖面上,才能得到光滑平整的墙面。琛琛的子宫内膜就像这斑驳的墙面,如何快速让"墙面"光滑而止血?光靠她自身的低水平的雌激素(薄薄的一层石灰)是无法做到的,如果使用外源性的大剂量雌激素(水泥砂浆)就可以迅速促使子宫内膜生长来修复创面,从而能在短期内就达到止血效果。

不过,血止了,药不能马上停,需要按"血止3天后,每3天递减1/3量"的原则逐步减量,直至维持剂量,以确保子宫内膜的稳定性,不然就容易"前功尽弃"。这就好比第一次用水泥砂浆涂墙后,还需要等待几天,待水泥干后再反复涂抹几次才算大功告成。

"哦，是这么回事啊，我懂了。"琛琛妈妈如释重负。

划重点

> ● 大剂量雌激素修复法适用于青春期无排卵性大出血的患者。
> ● 血止后药不能停，要按规则递减，直至维持量。

8. "蒙着眼"与"睁着眼"——诊刮和宫腔镜操作

45岁的姜女士近半年来月经一直淋漓不尽，每次经期都要延长到10～12天；B超检查发现子宫内膜偏厚，且回声不均匀。曾在一家医院就诊，医生建议她在月经干净后做一次宫腔镜检查，但姜女士因为工作上安排不便，所以迟迟未做。这一天，她因为月经量多3天、淋漓7天不尽就诊，接诊医生建议她当日就做诊断性刮宫（简称诊刮）。姜女士被弄糊涂了，到底是月经没干净的时候做，还是在干净后做，为啥不同的医生有不同的处理方式呢？

"医生，诊刮和宫腔镜操作有什么区别呢？"

诊刮是在妇科使用非常频繁的一项手术操作，可以用在异常子宫出血保守治疗无效、怀疑有子宫内膜病变等患者，既可以快速止血，又可以明确子宫内膜的病理学诊断。由医生直接将器械进入子宫腔操作，完全凭手感和经验进行内膜刮取，就好似"蒙着眼睛掏灰尘"，因此无法对宫腔内的形态、内膜是否光滑、是否有子宫内膜息肉等作出直观的判断，而且有时也会有"漏刮"而造成漏诊的可能。诊刮的时机根据不同的出血情况而定，了解卵巢功能的可以在月经前或月经来潮的6个小时内；若有大出血，为了尽快止血，则可以随时进行。

而宫腔镜就很好地解决了这些问题。宫内手术操作器械连接了冷光源和电子成像系统，因此是"睁着眼睛搞卫生"，医生可以通过电子屏直观地了解子宫腔内的情况，包括子宫内膜是否光滑，是否有可疑子宫内膜癌病灶，了解子宫黏膜下肌瘤的大小，以及子宫内膜息肉的具体位置和大小等。同时还可以进行息肉摘除、子宫肌瘤剥除，以及宫腔粘连分解、双侧输卵管通液等手术，既可以提高诊断的准确性，又能提高诊治的效率。手术操作时间一般选择在月经后，这时子宫内膜最薄，最适合观察内膜、进行息肉或肌瘤剥除以及其他宫腔手术操作。

划重点

> ● 诊刮是"盲视"，宫腔镜是"直视"。
> ● 诊刮多用于月经失调的止血和病理学诊断；宫腔镜多用于子宫内膜病变的诊断和子宫肌瘤/息肉的治疗。
> ● 诊刮的时机一般选在出血"进行时"，而宫腔镜操作的时机一般选在出血"完成时"。

五、 医生的"话中话"，你真的听懂了吗

"医生，如果你是我，或者我是你的亲戚，你会选择哪一种方法？"

有时在诊室里，就一些特殊疾病或有一定选择范围的诊治方法，患者会来这么句话"将"医生一军。该如何回答呢？医生表示有些为难。因为环境复杂、病情多变，医生不是"神"，无法预测最好的结果。

但是，如果你能听懂医生的"话中话"，那么答案也就在里面啦！

1. 医生说"可以开可以不开"，那到底是开还是不开

"医生，你帮我看看 B 超单。我去过几家医院，有的医生让我开刀，有的医生说我可以不开，我到底应该听谁的？"28 岁的小旻新婚不久，在做孕前检查时发现一侧卵巢有个直径 4.5 厘米的囊肿，超声报告提示有卵巢内膜样囊肿可能，肿瘤标记物都正常。焦急的小旻先后去了两家医院，有的医生建议先手术再怀孕，有的医生建议先怀孕再手术。两种截然不同的处理方式，让小旻一头雾水。

为什么在处理同一个患者时，不同的医生会有不同的处理方法呢？

这里就要先提到"手术指征"这个词。手术指征，也就是手术适应证，作为被写进教科书里需要医生遵循的治疗原则。通俗来讲，就是用手术处理这个患者是不是有医学道理，也就是说该患者"该不该、要不要、能不能"做手术。根据病情的程度，将手术的必要性大致分成以下几种情况。

（1）必须手术：对于一些危及生命的情况，如异位妊娠发生破裂引起的腹腔内大出血，随时有可能引发休克；盆腔脓肿药物控制不佳，将引起感染性休克，在时间上需要立即手术，也就是急诊手术。手术的必要性是 100%。此时，患者可以选择不接受手术么？回答很干脆：不行！！！

（2）需要手术：对于一些危害健康的疾病，如各种妇科恶性肿瘤，无法保守治疗的异位妊娠等，在时间上需要尽早手术。手术的必要性＞90%。此时，患者可以选择不接受手术么？回答是：不行也要做！医生要极力说服患方接受手术。

（3）建议手术：对于一些影响健康或降低生活质量的疾病，如有明显症状的子宫肌瘤、子宫内膜异位症和子宫腺肌病、子宫内膜息肉，直径超过 5 厘米的卵巢囊肿，某些不孕症，伴有明显不适的盆腔脏器脱垂等，可以择期手术。手术必要性是 70%～80%。那患者或家属可以选择不接受手术么？回答是：暂时不做？可行！也就是说患者应该接受手术，但可以在较短期内根据自己的工作和家庭实际情况安排后等再定。比如说，患者是教师，需要选择寒暑假做手术，医生可以进行病情评估后予以"批准"。

（4）可以手术：对于可能会对健康造成一定影响的良性疾病，基本符合手术指征，但症状不明显，可以酌情考虑是否手术。比如：直径 4 厘米左右，有缓慢增大趋势的，良性可能性大的卵巢囊肿；临近绝经期，体积较大，

压迫膀胱导致尿频但不影响日常生活的子宫肌瘤；直径超过 1 厘米，平时经期有淋漓，但患者尚无性生活史的子宫内膜息肉等，都可以在充分与患者交流，说明手术利弊后，根据患者的意愿和实际情况进行选择。手术的必要性是 50%～60%。那患者可以选择不接受手术么？回答是：可行可不行，视机而行！

（5）无需手术：对健康的影响不大，情况稳定且没有症状的良性疾病，比如：直径 2 厘米左右的肌壁间子宫肌瘤；考虑生理性的卵巢囊肿；没有明显症状的少量输卵管积液；宫颈炎症性疾病等，手术不仅无益于症状的改善，反而可能会导致一些并发症。此时，手术的必要性＜10%。在这种情况下，一旦有患者提出手术要求，医生会明确地回答：不可过度而行！

上面五种情况中，其实针对第一、二、五种情况患者是没有什么选择余地的，但对于

第三、四种情况，医患之间可以在充分沟通后选择个性化的方案。当然，确保该方案能顺利实施的前提是医患之间彼此的信任。受医生的资历、风格等因素的影响，不同医院之间、同一家医院不同的医生之间，在处理"可以手术"这类患者时，可能会出现一些迥异的方案，有的可能偏向积极，有的可能偏向保守。但既然"可以手术"的疾病原本就处于"可行可不行，视机而行"的状态，所以都无所谓对错，只是看是否符合患者的治疗意愿。

若某个医生建议的方案与患者的意愿不同，患者也可以选择其他医生进行咨询。在已初步具备了科学的相关知识的基础上，患者完全可以就自己的治疗方案与医生进行探讨。把自己的困惑或特殊情况坦诚地告知医生，从而获得"个性化"的适宜方案，达到最佳的治疗效果。

Tips

多从患者角度权衡，评估手术利弊，把握手术指征，既"不放过一个"，也"不错杀一千"。这就是医生需要做的，也是患者真正需要的。

2. 医生说"随访"，其中有几个意思

在病历或一些诊断报告单上，往往会看到"随访"两个字。其中有几个意思呢？原来，对应不同的疾病、不同的状态有着不同的含义。

（1）注意随访。疾病尚未确诊，需要在很短的一段时间内（按天计）进行复诊以明确诊断。其间，若有异常情况出现，需要随时就诊。

比如在门诊发现患者"停经、有少量阴道出血，尿妊娠试验阳性，B超检查宫内未看到胚囊"时，医生就会考虑诊断是：早早孕？宫外孕？其他？此时，便会告知患者数天后前来复查，并不忘告诫"一旦出现阴道出血多或腹痛需要及时就诊"。一些有可能发生急诊状况的疾病，其发展需要一定时间，若一切都是"疑病从有"而收治入院观察的话，不仅患

者不能接受,也会对医院的床位周转造成一定的压力。而这样的处理可以让患者留意自己的症状,知晓可能的疾病风险,一旦出现异常便能及时就医,避免发生危险。

(2)定期随访。疾病已经确诊,治疗后病情基本稳定,需要在较长时间内进行院外观察,按时间要求进行复查。

常见于一些良性疾病,如子宫肌瘤剥除或子宫内膜息肉术后定期检查。由于肌瘤和子宫内膜息肉术后都有较高的复发率,因此定期随访可以随时观察复发情况,以便及时做好处理。

(3)密切随访。不能排除肿瘤可能,但目前诊断依据不足,需要在短期内(按月计)进行症状、体征的观察,同时按需要进行化验、超声、CT 或 MRI 等检查的复查。

比如超声提示"附件区混合回声,内壁伴结节"的卵巢囊肿,这不是良性卵巢囊肿最常见的图像,首先会考虑到卵巢肿瘤。为了明确囊肿性质,需要通过完善其他相关检查来进一步诊断。这也常见于超声、CT 或 MRI 的报告单上,若报告上写有"密切随访",往往提示不能排除肿瘤可能,进一步检查很有必要。

(4)长期随访。肿瘤患者,治疗后按相应的随访周期进行定期复查,间隔周期由短至长,检查内容往往是有"菜单"的,目的是监控该肿瘤最常出现的复发或转移部位。

比如对于宫颈浸润癌的术后随访,往往会安排术后前二年每 3 个月一次,第三年至第五年每半年一次,第六年起每年一次的随访间隔,以便随时可以发现有无病灶复发或转移。

上述随访频度的"定级",有时也是超声科、放射科或病理科医生与临床医生之间的"暗语",他们往往通过报告单上的这几个字在患者的"眼皮子底下"隔空传递关于疾病性质的信息。

Tips

如果写的是"建议随访或随访",那说明问题不大;若是"密切随访",则提示要高度重视了。

3. 医生说"必要时",是什么时态

常常在就诊过程中,医生会提到"必要时做检查",或"必要时做手术"。我们在学生时代都知道英语有"一般时""过去时""将来时",可这个"必要时"算是什么时态?

医生常说的"必要时"其实是一种"将来时",主要分两种情况:"下一步必须要做的"和"下一步可能要做的"。

刚过而立之年的凌女士因为经期小腹坠胀做了阴超,当看到超声报告单写着"左侧附件区囊性多房性占位 55 mm × 40 mm × 38 mm,周边见血流信号,结合临床必要时进一步检查"时,她怔住了。

"医生,我这个囊肿有问题么?这个'必要时'是什么意思?"

77

经过病史询问和妇科检查，医生让凌女性先抽血进行 CA125、HE4 等肿瘤标记物的检测，结果提示 CA125＞200，HE4 等其他指标正常。

从超声影像学表现上来看，附件囊性混浊性占位有可能是子宫内膜异位症囊肿或盆腔炎性肿块，但也可能是卵巢肿瘤。因此超声科医生的建议就是提醒妇科医生根据其他一些检查指标来判断是否要做进一步检查，比如肿瘤标记物检测、盆腔 CT 或 MRI。因此，针对凌女士的这种情况，医生要求她进行盆腔 MRI 检查。MRI 报告提示"卵巢浆液性囊腺瘤，交界性可能大"。通过手术，病理诊断证实了 MRI 的推测，为卵巢交界性囊腺瘤。

卵巢囊肿（或肿瘤）的病理类型和性质比较多样化，除了卵巢畸胎瘤和卵巢内膜样囊肿的超声影像学特征略微明显外，其他类型的卵巢囊肿（或肿瘤）并不能在术前就进行明确。谈"瘤"色变，所以一旦卵巢被"哨兵"——B 超发现有了占位，一场甄别其是"好人"还是"坏人"的侦察战役就打响了。首先上场的是 CA125、HE4、AFP、CEA 等为代表的肿瘤标记物"侦察连"，若其中有一项或多项指标明显增高，便会高度考虑其有"作恶"行为，于是就会派出强有力的盆腔 CT 或 MRI 担任第二轮"火力侦察"，通过放射线或磁共振威力使其"原形毕露"。

针对凌女士的情况，因为考虑有肿瘤可能，所以妇科医生将"必要时"处理为"将来完成时"，后续围绕"定性"做了一系列的相关检查，因为这一步是必须要做的。

那么，哪些情况属于"下一步可能要做的"呢？

（1）"必要时"服药。医生对于一些有痛经的患者，会开一些止痛片，并告知"必要时"服用：即患者要视痛经的严重程度而用药，若疼痛程度严重不能耐受或影响工作就可以用，但若轻微能耐受则可以不用。

（2）"必要时"就诊。比如，对于先兆流产经保胎治疗情况基本平稳者，医生会告知"必要时"就诊：即万一出现见红、小腹坠痛等异常情况时需要及时就医。

（3）"必要时"手术。对于一些接近但却还未明确达到手术指征的子宫肌瘤患者，医生会告知患者"必要时"手术：即若在随访期间出现肌瘤进一步增大，症状进一步明显，就需要手术。

以上几种情况，存在着不确定性，是一种可能，而不是必然。医生向患者交代清楚后，可由患者根据自身的情况而采用。所以，这种"下一步可能要做的"更接近一种虚拟时态。

Tips

　　无论是"下一步必须要做的"，还是"下一步可能要做的"，都是根据病情的发展而发展的。作为医生要有预见性，并对患者告知清楚；作为患者理解要有"透彻性"，一旦发生相应情况需要及时应对。

4. 医生说的"试孕"，可以试多久

子宫肌瘤、良性卵巢囊肿作为非常普遍的妇科疾病，其发病率有年轻化的趋势。而对于尚未生育的患者来说，是先手术还是先生育，有时会面临两难的选择。一般在手术治疗上，医生对于未生育者会比较保守，若没有明确的依据能判定肌瘤或良性囊肿会影响受孕，通常会建议患者先试孕一段时间。那是否不同的患者、同一种疾病"试孕"的时间都是一样的呢？答案当然是否定的。需要根据疾病的性质、症状、肌瘤或囊肿的大小，结合患者的年龄、卵巢功能等综合来决定。

27岁的小冯新婚不久，孕前检查时发现有个直径4厘米卵巢内膜样囊肿，除了CA125略微增高外，其他肿瘤标记物也都在正常水平，平时并没有月经改变，痛经也不明显。

经过生育功能的评估，小冯的卵巢储备功能不错，丈夫的精液分析也正常，于是我建议她先试孕6～12个月，同时B超随访卵巢囊肿的大小。告知若1年后还未怀孕，或囊肿进一步增大，则建议腹腔镜下行卵巢囊肿剥除术。

幸运的是，3个月后小冯如愿怀孕了。孕期随访卵巢囊肿并未增大，平安地度过了孕期，足月分娩了一个健康的宝宝。

就小冯这种情况而言，年轻，就是资本，试孕可以"悠着点"。

40岁的姜女士一直想生个二宝，但之前因工作不稳定一直不敢要。可是好不容易"万事俱备"了，却发现原本处于"静止状态"的子宫肌瘤从直径4厘米变成了5厘米。虽然并没有明显的月经改变，但是偶尔会有小腹坠胀不适。"医生，我需要先把肌瘤剥掉么？"姜女士不安地问，"若做了手术，我是否要避孕至少1年，这样的话，我生育的机会是否会更少了？"

通过激素测定发现，虽然姜女士的FSH水平尚在正常范围，但AMH已出现下降趋势。

这时候若是采用小冯"笃悠悠"的态度，就不行啦。要孕育生命，对于40岁以后的女性来说，用"只争朝夕"来强调时间的紧迫也不为过。因为40岁以后，卵巢功能衰退得很快，尤其是42岁以后，这种变化甚至可以用"断崖式"的衰退来形容。因此，"时间就是（孕育）生命"。于是，我建议姜女士先试孕3～6个月，同时随访肌瘤的大小。

4个月后，姜女士仍未怀孕，小腹坠胀的感觉越来越明显，并伴有尿频等肌瘤压迫症状，B超提示肌瘤增大至直径6厘米，并提示有变性（囊性变）。这种情况下，我提出需行子宫肌瘤剥除术。权衡了年龄和卵巢功能状态，建议她在手术前先到辅助生殖科通过试管婴儿技术冻存2枚胚胎。由于子宫肌瘤剥除术后需避孕一年，这样的处理，既剥除了不断增大的子宫肌瘤，又解决了今后因年龄因素造成卵子功能进一步减退，受孕能力下降的问题。

对于步入不惑之年的姜女士来说，要采取偏积极主动的"战术"去追上生育的"马车"。试孕，宜短不宜长。

Tips

Tips

　　试孕时间有长有短,主要根据病情和患者的年龄而定。年纪轻、程度轻,则试孕时间长;反之,则要适当缩短。必要时可采用辅助生殖技术以助成功之力。

5. 医生说"别管它",真的是不管它吗

　　"医生,我检查发现有宫颈囊肿。要治疗么?"

　　"医生,我这个囊肿一直是3厘米,需要处理么?"

　　"医生,我子宫肌瘤每年都在长,现在已经3厘米,怎么办?"

　　"医生,B超说我有子宫腺肌病,但是我没有症状,要吃药么?"

　　"医生,我输卵管积液有好几年了,没有变化,要开刀么?"

　　门诊还经常会碰到许许多多的患者来询问以上类似的问题。对于这些无症状的良性老病变,我会说:"暂时不要管它,定期随访观察就可以。"

　　于是,有的患者会马上提出疑问:"别管它? 为什么不要管它? 有个东西在肚子里,我担心的。"

　　其实,在妇科疾病中,有些问题是算"病",却不需要治。比如说宫颈囊肿,稳定

的、体积较小的子宫肌瘤,无症状的、较小的输卵管积液,考虑良性可能极大的卵巢小囊肿,以及没有症状的子宫腺肌病等,完全可以通过随访来监测其变化情况,若情况稳定,还可以拉长时间间隔进行长期随访。但是,这里的"不管它",并不是真正的熟视无睹,对其不管不顾,而是在比较宽松的时间里进行定期检查。有的可能随着时间的推移而消退(比如说绝经后子宫腺肌病、一些卵巢囊肿),有的即使无消退,但只要没有明显变化就可以"相伴到老"。

　　在此写一首歌,送给这些良性的"老友"们。

　　　　既然已经知己知彼,就不必时刻紧逼;
　　　　既然已经"凶"无大"碍",当然可以选择放开。
　　　　我接受"你"的存在,因为"你"不想改变。
　　　　只要"你"不再改变,我们就一同走向未来。

Tips

　　对于无症状的,已经存在一段时间而无明显变化的良性病变,完全可以"放心不放眼",定期随访就行。

六、 与其"听别人说……"，不如好好听医生说

"医生，我网上查过了，我可能是这个病……"

"医生，我朋友推荐了这种治疗方法，我想这么做。"

随着各类媒体的多重发展，普及医疗知识的媒介越来越普遍，大众获得医学常识的途径越来越多、也越来越方便。但是，其中难免会混杂着一些不正规、不科学、不全面的医疗知识，有的内容过于片面，有的过于肤浅，要么越看越害怕，要么越看越糊涂。常常会有人拿着网上觅得的"专业知识"来诊室求证。

"医生，我听别人说……"这是她们说得最多的一句话。那作为专业医生又会怎么说呢？

1. 切了子宫，不是要变成男人了吗

真相：卵巢才是女性的性腺，子宫切除后不会变性

因为害怕做妇科检查，平时也没有什么异常，所以卢女士已经连续好几年没做宫颈癌筛查了，近来因为有几次同房后阴道出血来就诊，结果被诊断为"宫颈原位癌"。考虑卢女士已经45岁，所以医生建议她接受"全子宫切除术"。可是医生的话音刚落，卢女士就一下子急了："不行，不行，我不能切除子宫！我听别人说一旦切了子宫，要变成男人了！"

原来，离异多年的卢女士最近刚准备重组家庭，虽然已没有了再生育的打算，但她担心因为疾病切除了子宫会导致"女性性征的改变"，从而影响家庭幸福。"女人切了子宫就是变性了。"这就是卢女士从她的朋友那里得到的告诫。

那事实果真是"别人说的"那样么？当然不是！

正如我们开头介绍的那样，卵巢才是女性的性腺，维持女性性征的激素主要来源于卵巢的合成和分泌，而子宫只是一个产生月经和孕育胎儿的器官。过了生育期，由于疾病的需要必须切除子宫时，患者完全不必焦虑，那种切除子宫后性征会改变的说法绝对是"无稽之谈"。

那如果因为卵巢肿瘤需要切除两侧卵巢，性别会不会变？若在青春期后第二性征已发育基本完善，因疾病的原因切除两侧卵巢，性征也不会改变，更不会男性化。因为除了卵巢会分泌雌激素外，皮下脂肪细胞也会转化、合成雌激素，可维持女性的体貌性征。

2. 有盆腔积液，就是盆腔炎吗

真相：生理情况下也会有少量盆腔积液

"医生，我的盆腔积液越治越多，是不是盆腔炎厉害了？"

23 岁的小珍，因"白带增多"在外地一家医院就诊，B 超检查提示"盆腔见游离液区前后径 17 mm，双侧附件未见异常"。听别人说：有盆腔积液就是盆腔炎，还没有结婚生育的她，赶紧找了一家诊所连续静脉滴注抗生素治疗 7 天，可复查 B 超盆腔积液不仅没有减少，反而增加到了 20 mm。于是赶紧上网查了相关内容："盆腔炎容易反复发作、会导致不孕、宫外孕、严重感染会引起败血症、严重者需要手术……"，结果看得"字字惊心"。经过一夜的辗转反侧，第二天一早便心急火燎地赶到了医院。

我了解到小珍的月经周期正常，以前并没有腹痛、发热等急性盆腔炎的症状，平时也没有反复小腹坠胀等不适后，便问道："第一次做 B 超的时间是月经的什么时候？当时还有什么不舒服么？"

"第一次是在排卵期，没有不舒服。"小珍答道。

通过妇科检查，我发现小珍阴道有炎症，但并无子宫及双侧附件的压痛，于是按阴道炎予局部用药治疗，嘱咐她等本次月经干净后 3 天复诊。2 周后再次复查 B 超，未见盆腔积液。

"盆腔积液怎么一会儿有，一会儿又没有了呢？"欣慰之余，小珍还是有疑问。"盆腔积液到底是怎么回事？"

其实，女性的盆腔积液非常常见，在常规体检的超声检查中，发现率为 15% 左右。由于在正常状态下人体的腹腔内会有少量液体，对肠道起到润滑作用，并处于不断循环、产生和回流吸收中，一般不超过 200 毫升。由于"水往低处流"，而盆腔位于腹腔的最低处，因此当全身或局部性因素导致有渗出液或漏出液时，就会引流到这个"盆地"，从而形成盆腔积液。

女性盆腔的最低部位是直肠子宫陷凹，是盆腔积液最易积聚的地方，也是 B 超发现盆腔游离积液的常见部位。

盆腔积液分生理性和病理性两种，生理性盆腔积液无需特殊处理。若无自觉不适，超声检查发现少量盆腔积液体属于正常现象，进行观察随访就可以。但如果考虑是病理性的，则一定要明确诊断，针对病因进行治疗。

生理性的盆腔积液，是随着卵泡发育周期可自行出现和消退的。比如在排卵期前后或黄体期初期，由于体内雌激素水平的增高以及孕激素水平的变化，会引起盆腹腔上皮毛细血管渗透压的改变而产生较多的漏出液，积聚在直肠子宫陷凹中形成"盆腔积液"，一般在 50～200 毫升，但并不会引起明显的不适。

小珍的情况，两次做 B 超分别是在排卵期和黄体初期，所以这时候盆腔内会有一些液体；而在月经干净后这些积液会被逐步吸收，因此复查时就消退了，因而可以推断她的情况属于生理性盆腔积液。当地诊所仅凭"盆腔积液"就诊断为"盆腔炎"，并给予长时间的抗生素,就属于过度治疗。

不过,姚女士的情况就不一样了。

44 岁的姚女士因下腹坠胀不适伴加重 2 周来院就诊,同时还伴有胃口减少、体重减轻。通过 B 超检查发现"右侧附件区有一混合性占位,约 5 cm 大小,盆腔见游离液区,前后径 60 mm",超声诊断提示:"右侧附件肿瘤,盆腔积液"。入院后进行手术,诊断为"卵巢癌伴腹水"。

姚女士的情况就属于卵巢癌引起的病理性盆腔积液。除了肿瘤性的腹水,病理性积液还可见于以下几种情况。

(1)盆腔炎性疾病。急性盆腔炎会导致明显的下腹痛、发热、脓性白带等症状,但急性期一般不会有明显的盆腔积液。若严重感染出现急性盆腔腹膜炎时,则会有一些脓液积聚在盆腔,表现为"盆腔积液"。或者因为盆腔脓肿破裂,也会导致盆腔积液,也就是积脓。

(2)盆腹腔内出血。最常见的是异位妊娠破裂导致的急性盆腔内出血。异位妊娠一般都会有停经、不规则阴道出血、腹痛等典型的症状。根据出血量的多少,可在 B 超检查时发现不同量的"盆腔积液"。这时候的积液其实就是输卵管破裂后导致的积血。

(3)卵巢囊肿破裂。当比较大的卵巢囊肿或卵巢肿瘤发生破裂时,在 B 超下也可以出现"盆腔积液",这时候的积液往往是囊肿破裂后流出的囊液。一般出现这种情况之前都会有明确的卵巢囊肿病史,一旦发生破裂,会表现为急性的下腹痛;若破裂的囊肿比较大、流出的囊液比较多,腹痛还会累及整个腹部。

(4)子宫内膜异位症。有部分子宫内膜异位症者,在黄体期后由于异位内膜的腺体会产生较多的渗出液流入盆腔,也会导致盆腔积液,不过量不会很多。

(5)其他情况。另外,盆腔结核、肝硬化、肾病综合征、心衰等其他内科疾病,也可以导致"盆腔积液"。这种情况的量一般都比较多,以腹水为主要表现。

Tips

对于无症状的生理性的盆腔积液,可进行观察随访;对于病理性的盆腔积液,要尽早明确诊断,并积极地采用对因治疗,以免贻误病情。

3. 怀孕后肌瘤增大,会影响宝宝生长吗

真相:大部分子宫肌瘤合并妊娠均能与宝宝"和平共处"

29 岁的莉莉孕前检查时发现子宫肌壁间有个肌瘤,直径大约 3 厘米,平时并无月经改变等不适,在医生的建议下,积极备孕后不久便顺利怀孕了。

"医生,超声报告上说我的子宫肌瘤已经 4.5 厘米大了。才刚刚 2 个月,肌瘤怎么长得这么快?我听别人说,再这样下去,宝宝生长

的空间都要被肌瘤占据了，这样宝宝不是要长不大了嘛。"刚才还在为"胚胎出芽"而高兴的莉莉，看到了B超单上肌瘤的大小，一下子开始担忧了。

其实，子宫肌瘤合并妊娠的结局并不是像莉莉所担忧的那样。

子宫肌瘤具有激素依赖性，即雌激素、孕激素水平的增高均会刺激肌瘤的生长，所以，在孕期生长是非常常见的现象。尤其是在孕早期，可能在短时间内较孕前会增大明显。

子宫肌瘤对于怀孕的影响主要取决于生长的部位。早期，黏膜下肌瘤可影响受精卵的着床；过大的子宫肌壁间肌瘤会压迫，使宫腔变形或影响子宫内膜的血液供应而引发流产。另外，也可能发生红色变性（一种妊娠期特有的子宫肌瘤良性变性）而导致肌瘤迅速增大，产生剧烈腹痛和发热等症状。

听起来好像很可怕？别怕，以上这些情况都比较少见，更常见的是子宫肌瘤与宝宝"和平共处、共同成长"。这就好比纵然墙壁内的违建"壁橱"比较大，但房间内部的空间未必被挤占，宝宝在自己的"帐篷"里安然长大。随着月份的增加，胎盘内的血管"根深叶茂"，不断从母体那里吸收营养，真正做到"我的地盘我做主"，最终相安无事直至足月分娩。

很多人疑虑于子宫肌瘤合并妊娠是否一定要剖宫产，答案是：除非肌瘤位于子宫下段或宫颈肌瘤会导致产道梗阻，其他大多数都能自然分娩。

听我这么一说，莉莉的眉头舒展了，"那如果到时一定要剖宫产，能不能把肌瘤一起剥除呢？这样就省得我以后再做手术了。这不是一举两得吗？"

肌瘤在孕期增大，但会在分娩后随着激素水平的下降而不断缩小。在恢复月经后，大小大多接近于孕前，但也有比孕前增大的，一般也就3～4厘米。孕晚期的肌瘤因为增大、血管丰富，若要剥除肌瘤的话，会明显增加产后出血的量。因此，是否在剖宫产时剥除肌瘤，通常会根据肌瘤的位置、大小和患者的情况而定。除非肌瘤阻碍了剖宫产的切口，一般不在术中同时做肌瘤剥除。

4. 更年期不会怀孕吗

真相：虽然更年期怀孕概率很低，但也会有"万一"

今年47岁的黄女士在3年前因出现月经不规则，在诊刮的同时取了宫内节育器。之后月经大致正常，但有时也会有周期的延迟或提前。医生曾建议她落实避孕措施，但黄女士却回答："我都到了更年期了，还有可能怀孕？我听小姐妹们说，到了更年期就不要避孕了。"

可是，这一天黄女士却遇到了烦恼。因为月经迟迟不来，她来到了医院妇科门诊。

"医生，给我吃点让月经来的药吧。都过了2周了还没动静，乳房却一直胀，小肚子也酸酸胀胀的，就像平时要来又不来的样子。"

在询问了前两次月经及其他情况后，我建议黄女士做个尿妊娠试验。黄女士十分不情愿，再三表示不可能怀孕，经反复劝解，才勉强同意做个检查。

十几分钟后,结果"+"的尿妊娠试验报告让黄女士哭笑不得。接下去,B超也提示宫内早孕。"这怎么会的? 医生,不是更年期了么,怎么还有可能怀孕?"

虽然过了 42 岁后,卵巢功能明显减退,临床妊娠率非常低,但还是有部分女性会有成熟的卵子排出。若未落实明确的避孕措施,就有可能"老蚌生珠"。

Tips

女性应该坚持避孕到绝经后(即月经停止 1 年),更年期更不能"避"免。这个年龄段最合适的避孕方法是男用避孕套。

七、 听了医生的话，可以少走多少弯路

久病成良医，久"医"也能成半个朋友。25 年的从医路，不断有患者成了我的"老"病人，因此在平时的接诊过程中，医生便会少了一分严肃，而多了几分亲切，患者也会更为放松。有时便会听到患者由衷地说道："哎呀，如果我当初就听你的，就不会这么吃苦头了……"

那么，听了医生的话，真的可以少走弯路么？

我们边听边说吧。

1. 哪些症状先不急着找医生

关键词：偶尔、轻微

（1）偶尔月经延期或经量改变

晓薇的月经平时一直很准时，可是不知什么原因，这个月的月经足足延迟了 10 天还是没有动静。因为之前曾因意外妊娠做过一次人流，所以即使已放了避孕环，她还是特别担心会"中枪"。于是天天在家测验孕棒，有时还不放心，专门请了两次假到医院去做尿检，结果还是"阴性"。其中有家医院还帮她抽血查了性激素，化验结果也没有明显异常。似乎越急越没戏，这位"架子"超大的"姨妈"还是不来造访。

"医生，我为什么月经还不来呀，我真急死了。我要吃点药让它来么？"

在询问了病史后，我让晓薇做了一个 B 超，结果显示子宫内膜已经增厚到 11 毫米，且一侧卵巢有排卵后形成黄体的表现。

"回家再等几天吧，来月经的'云团'已经在路上了，估计下周肯定会来的。"

下次复诊时，晓薇笑着说："还真是一周内就自己来的，经量和经期都跟平时一样。医生，我记住你说的话啦，偶尔的月经延期先不要急着找医生。只要排除怀孕，只要没有不规则出血或其他的不舒服，可以再等上 2 周的时间看看。"

是的，偶尔的排卵延迟也属正常情况，比如工作或生活环境的突然改变、情绪压力的增加，都会引起月经推迟。这种情况往往属于不用"请"也会来，可以先不急着治疗。

同样，偶尔的经量改变也属正常，可以不急着做进一步检查。但若是持续一段时间都明显减少，或减少超过 1/2，就需要检查下。

（2）偶尔小腹坠胀或疼痛，无不规则出血或发热

小蕊是个二宝妈，经历两次剖宫产的她，偶尔会觉得两侧小腹交替性坠胀，每次持续的时间很短，也就几秒或几分钟的时间，位置也不确定。既没有发热，也没有白带的增多或异常。曾在当地医院多次检查，按"盆腔炎"抗炎治疗，症状似乎也没有什么改善。

"医生，我接受过两次剖宫产手术，这种腹痛会是盆腔粘连么？"

"腹痛时有无白带增多或发烧的症状？"我问。

"都没有。"

"平时大便情况如何？腹痛时有无想上厕所的感觉？"我再问。

"有时跟大便无关。但有时肚子一着凉

就会胀痛,不过大解后就好转了。"

进一步通过妇科检查、超声检查都没有发现有明显的异常,我认为小蕊的症状与妇产科疾病无直接相关,也有可能是肠蠕动增加引发的不适。平时可以注意腹部保暖、少吃容易引起胀气的食物,再观察下。

两个月后随访,小蕊果然觉得症状减轻了不少。

"医生,我这下了解了,有小腹坠胀并不一定是妇科的问题。随随便便给自己戴一顶'妇科病'的帽子的确有些冤呢。"小蕊说。

2. 哪些症状一定要马上看医生

如果要回答这个问题,首先要问下妇科急诊室的医生,他们最常接诊的急诊病种有哪些?大体罗列一下,主要有:宫外孕、月经失调出血不止、流产、卵巢囊肿扭转、卵巢囊肿破裂、急性生殖道炎症等。那么哪些症状可能"蕴含"着这些疾病呢?

关键词:血、痛、多、胀

(1)停经史,伴有不规则出血,和/或腹痛

对于绝经前的女性来说,只要有性生活,停经就有可能与"孕事"有关。

很多人说:"医生,我放环的,不会怀孕吧?"实际上,不一定哦,有的人会出现"带环妊娠",也有的人节育环已经自行脱落却浑然不知,从而导致意外怀孕。

所以,只要还没有到"姨妈""永别离",就要有"会不会怀孕啦?"这根弦。如果月经时间超出了以往的正常周期一周以上,可以先自行测一下验孕棒。若阴性,可以继续期待1~2周;若阳性,且出现了少量阴道出血,不管是否有腹痛,均需就诊。对于由于妊娠而引发的一些并发症,通过早就诊早诊断,可以尽早进行干预和治疗。比如说最常见的宫外孕,若早发现,往往可以采取保守性治疗;而若未及时就诊,就有可能发生腹腔内大出血

而危及生命。

宫外孕的症状具有以下一些特点。

● 停经:宫外孕大多有停经史,一般为6~8周,但也有20%~30%的患者并没有停经史,而把不规则出血误认为月经。

● 不规则阴道出血:概括起来就是六个字,"色暗、少量、延长"。这是因为异位的胚胎发育停止后,体内的激素下降,导致子宫内膜不规则脱落而成。

● 腹痛:作为宫外孕中发生部位最常见的输卵管妊娠,威胁力最大的就是破裂引起的腹腔内大出血。随着胚胎在输卵管内逐渐增大,腹痛常表现为一侧下腹部隐痛或酸胀感。一旦发生异位的妊娠物破裂或从伞端排出时,会造成一侧下腹部撕裂样疼痛;若流出的血液多,下腹痛会波及为全腹痛。同时,盆、腹腔积血刺激腹膜,会引起恶心、呕吐;积聚在盆腔最低处的积血可以引起肛门坠胀感,导致患者老想排便。

那有停经、阴道出血、腹痛,就一定是宫外孕了么?

不是。还有可能是宫内妊娠流产,或者葡萄胎等滋养细胞疾病。由于这些疾病的症状都比较相似,所以在这种情况下,光凭症状很难做出明确的诊断,常常需要通过B超、血

HCG 测定等检查来进一步明确。

划重点

> ● 若有"停经、不规则阴道出血、腹痛"必须引起重视，必须及时就诊。

（2）怀孕了，出血了

备孕中的小泓如愿怀孕了，停经 40 多天的她慢慢地开始有了早孕反应，一切似乎都很正常。可是，有一天早上起床后，她觉得小腹有些隐隐酸胀，上厕所时突然发现卫生纸上有一摊鲜红的血迹。

"医生，我见红了，是不是要流产了呀？"小泓紧张不已。

通过 B 超检查，发现宫内妊娠明确，且已经看到了小胚芽，并有了原始心管搏动。但是血液检查发现孕酮偏低。

"医生，我该怎么治疗啊？"小泓更紧张了。

我告诉她："别急，你目前宝宝宫内发育与停经的时间相符，也已看到心管搏动，所以说明大体是安全的。你目前属于先兆流产，大部分通过治疗症状会逐渐消失，从而继续妊娠。因此，接下去的治疗，首先是放松心情、注意休息，不要过度焦虑紧张，因为不良情绪也会导致流产。同时，可以使用孕酮进行保胎治疗。不过，一定要密切关注是否有出血增多、腹痛加重的情况。因为如果因胚胎本身的原因或母体其他因素，都有可能导致流产进一步进展，从而发生难免流产的情况。"

阴道出血和腹痛是发生流产最常见的症状。自然流产中的 60% 左右与胚胎的染色体异常有关，流产也是人类生育自然淘汰的一个过程，这种情况下进行保胎治疗是无意义

的，当然要保胎成功也是不可能的（自然不可违）。但对于一些因母体因素（如黄体功能不全、甲状腺功能减退、糖尿病血糖控制不良等）而导致的有流产倾向的正常胚胎，则给予早期诊断早期治疗，还是有保胎意义的。

（3）绝经后阴道出血

55 岁的毛女士绝经 5 年了，可最近总是发现内裤上会有少量的粉红色分泌物。一开始她并没有当回事，因为前几年也有过类似的症状，当时上医院检查诊断为"老年性阴道炎"，也没怎么治疗，症状就消失了。可这几天，突然变成有鲜红色的流血了。

"医生，我绝经 5 年了，这次不会是月经又来了吧？"

通过询问病史，我了解到毛女士并未生育过孩子，肥胖，并有糖尿病史。这些可都是子宫内膜癌的高危因素啊！果然，进一步检查证实了我的猜测。B 超提示子宫内膜有不均质回声占位，通过宫腔镜检查，病理诊断为"子宫内膜腺癌"。

不过，因为发现得早，毛女士的病变仅限于子宫内膜，并未累及肌层，且肿瘤细胞分化也不错。经过手术，获得了很好的预后效果。

子宫内膜癌是女性生殖道三大肿瘤之一，多见于绝经后的女性，但近年来也有年轻化的趋势。在绝经后的女性中，常表现为绝经后不规则阴道出血，量一般少于以往的经量。B 超检查可以发现子宫内膜增厚或伴有异常回声，诊断性刮宫和宫腔镜均可以通过病理学诊断来确诊。

绝经后阴道出血还有宫颈癌、输卵管癌和卵巢癌的可能。这些都可以通过妇科检查、B 超检查、CT/MRI 等协助诊断，但最终需要通过宫腔镜或手术后的病理来确诊。

出现绝经后阴道出血，要引起重视，但并不是要引起无谓的恐慌。除了肿瘤性疾病，绝经后阴道出血也存在着生殖道炎症、绝经过渡

期异常子宫出血（多见于绝经时间短、卵巢功能短暂"复苏"导致的月经回潮）、子宫内膜息肉、子宫肌瘤变性等良性疾病的可能。另外，对于老年女性来说，有时"阴道"出血可能并不是来源于"阴道"，而是尿道肉阜（女性尿道口良性的息肉状赘生物）出血，或者痔疮出血。

划重点

● 一旦出现绝经后阴道出血，需尽快就诊明确出血原因，及时诊治。

（4）月经量增多伴贫血

"医生，你快帮她看看，她这次月经多，快一个星期了，可一直不肯来看。刚才在家里上厕所时晕倒了。"47 岁的胡女士在她丈夫的搀扶下来到了诊室。

重度贫血貌，神情疲乏无力。这是胡女士给我的第一印象。

问诊了解到，胡女士这次月经量明显比平时大，且持续 5 天不减。检查发现，胡女士的血红蛋白只有 58 g/L，已达到了重度贫血的程度。B 超提示子宫内膜增厚且不均匀。为了尽快止血，我给予了静脉输血后诊刮的处理。术后当天，胡女士的阴道出血就止住了，经过补铁治疗，贫血也慢慢得到了纠正。几天后，病理报告诊断为"子宫内膜复杂增生过长"，我给予了 6 个月的孕激素子宫内膜萎缩法治疗，病情趋于稳定。

治疗过程中，胡女士常常会深有感触地说："我当时真是太没有医学知识了，总以为月经多就是内膜脱落得干净，内膜落干净了出血自己就会停。看来，这是错误的观念。我现在会经常跟小姐妹们说，一旦月经比平时要多，且 2 天内没有减少的趋势，就要赶紧到医院去看，不然不仅要引起贫血，而且有可能会影响治疗的最佳时机。"

（5）急腹痛

"医生，她今天上体育课做仰卧起坐时突然觉得右下腹痛，当时休息了也没有好转，还呕吐了 2 次，您帮她先看看。"晓希是一名高二的学生，在妈妈的陪同下，斜着身子坐在轮椅上，表情痛苦地被推进了诊室。

在排除了性生活史后，我为晓希做了一个肛查，发现下腹部有明显压痛，右侧可扪及一个质地中等的囊肿，并伴有明显的压痛点。B 超检查证实了我的诊断：右侧卵巢囊肿（畸胎瘤？）蒂扭转。

卵巢囊肿蒂扭转也称为卵巢囊肿扭转，多见于畸胎瘤等中心偏于一侧的卵巢肿瘤，当突然改变体位时就会发生。扭转的部分还包括了输卵管和卵巢的韧带和血管，若不及时手术会导致静脉回流受阻、淤血、瘤体增大等异常情况。所以一旦确诊，必须尽快手术，手术方式一般是行患侧的附件切除。

晓希当即接受了急诊手术，幸好发现和诊断及时，扭转的程度不严重。考虑晓希太年轻，我在慎重评估后采用了保守性的手术方式，剥除了囊肿而保留了卵巢。

"看来我们急着来看病是看对了，否则后果……唉，想想真可怕。"事后晓希妈妈心有余悸地说。

除了卵巢囊肿扭转，卵巢囊肿破裂、宫外孕破裂也是非常常见的引起急腹痛的原因。因为破裂后都是液体（囊液或血液）流入盆、腹腔，所以腹痛一般是先在一侧下腹，之后因为囊液的增多或刺激腹膜而弥漫至全腹。

除此之外，子宫肌瘤红色变性、流产、急性盆腔炎、急性阑尾炎等都可以表现为急性下腹痛。通常，医生会根据患者的起病原因（诱发因素）、疼痛持续时间和程度、有无其他伴随症状（如发热、恶心、呕吐）、有无停经史、以往有无相关病史等进行检查和综合判断，最终根据不同诊断及时制定治疗方案。

划重点

● "急"腹痛，就要"急事急办"。一定要尽快就诊，并尽可能详细地提供相关病史，以利于医生尽早作出诊断。

（6）不明原因的消瘦、腹胀

"医生，她这种情况是不是已经是中晚期了？"坐在我面前的刘女士的丈夫神色非常暗淡。因为怀疑刘女士罹患的是恶性卵巢肿瘤，所以在交代病情时，我特地请她暂时离开诊室，而留下了她的丈夫。

"她之前一点都没有症状么？有没有定期体检？"我问。

刘女士丈夫答道："她平时身体一直很好，家里家外一把手。以前是每年都体检的，去年刚退休，轮到体检时正好外出旅游，所以

那次体检也没参加。这三个月来，她觉得自己的腰围粗了，吃饭后老觉得腹胀，她还以为是吃得太多胖了，也没在意。只是这一个月来，胃口越来越差，腰围越来越粗，人却越来越瘦，精神也开始不好了，所以才想着过来检查一下。唉，我们都太大意了。"

卵巢癌的早期症状的确不明显，因为发病比较隐匿，首发症状往往都是因为出现了腹水而引起腹胀，所以发现时往往都已经是中晚期了。如果病情进一步发展，还会引起消瘦、贫血等症状。除了定期体检可以了解盆腔情况外，对于有肿瘤家族史的人可以定期检查肿瘤标记物来进行监测。若B超提示卵巢有囊肿或有超出生理范围的盆腔积液时，一定要进行跟踪随访，明确囊肿的性质和盆腔积液的可能来源。一旦有"腹胀、腹部肿块或腹水"的卵巢癌可疑症状时一定要及时就诊。

最终，经过手术，刘女士被诊断为卵巢癌IIIC期，获得了较为理想的肿瘤减灭术。在按计划完成化疗后，目前生存期已超过了十年。每年，刘女士来门诊随访时，我都会为她"又长了一岁"而高兴。

3. 哪些疾病需要"妇治夫随"

关键词：随"性"而病，随妻而治

24岁的阿田2年前有过一次生殖道淋病奈瑟菌感染的经历，当时有明显的脓性白带和尿频、尿急、尿痛等症状，而丈夫也同样出现了泌尿道感染的症状。两个人分别在医院的妇科和男性科检查，都在分泌物中发现了淋病奈瑟菌。双方经过了正轨的治疗后，症状都获得了缓解。这次，阿田又因为出现了

白带的异常和泌尿道不适感来医院检查。

"医生，我的白带又黄又稀，外阴有刺痛，而且还伴有尿频、尿痛的感觉，是不是又是感染了？"

通过阴道分泌物的检查，排除了淋病，而诊断为"滴虫性阴道炎"，需要口服和阴道用甲硝唑，丈夫也需要治疗。

"他为什么也要治疗呢？"阿田觉得有些奇怪，"上次他有症状，检查也发现是淋病，所以

一起治疗。但这次,他什么症状也没有呀。"

对于通过性生活会传播的疾病,包括淋病、滴虫性阴道炎、衣原体/支原体感染等常见的生殖道感染,无论双方是否有症状,都需要治疗。只要是在出现症状前 2 个月内有过性接触的性伴侣都需要治疗。对于性病患者,如果最近一次性生活是在 6 个月前,那也要对最后那位性伴侣进行诊治。

"我听说女性很容易得霉菌性阴道炎,那如果感染了,老公要治疗么?"阿田问。

这种情况下,对方没有症状的可以不治疗,若同房后男方有生殖道炎症状的,需要进行病原体的检查和治疗。

还有一种情况,女性如果在体检中发现有 HPV 感染,那丈夫是否需要去检查和治疗呢?

一般来说,性活跃期女性的 HPV 感染很常见,但大多是暂时性的感染,况且对于 HPV 感染目前也没有特效药可以治疗。所以,只要丈夫没有生殖道湿疣等表现,无需去检测是否感染了 HPV,更无从治疗。

划重点

> ● 有些明确可以通过性生活传播的生殖道感染,需要男女双方同时治疗。在治愈前杜绝无保护性的性生活,以免复发。

4. 早发现早干预,适合早孕吗

关键词:不是不好,时间未到;时间一到,自见分晓

"我月经平时都是 25 天,都很准的。这次过了 3 天还没来,刚才自己在家测了一次验孕棒,看到两条线了。"小景要求:"快帮我查下吧,看看宝宝是否正常。"

我为难地注视着小景,轻轻地摇摇头:"28 天,还没有到真正意义上的停经呢。"

我们通常以 30 天为一个月经周期,一般过了 30 天才提"停经"两个字。所以,小景这情况只能算是根据自身的月经周期延迟 3 天,而不能说成停经 28 天。

平时周期 30 天,曾有过一次宫外孕保守治疗经历的小李这天面露焦虑地来到了医院。

"医生,我停经 35 天了,查过怀孕了,我想做个超声看看会不会这次也是宫外孕。"

这个时间,B 超无论对宫内孕还是宫外孕都是无法诊断的。实在要查,那就只能抽血查 HCG 了。

一般对于周期规律的育龄期妇女来说,一旦月经超过 10 天以上,就应该考虑有怀孕可能。对于已开启备孕大门,天天在"盼望着,盼望着"的女性来说,最期待的事就是"月经不来";最激动的事就是看到验孕棒上的"中队长";最忐忑也是最盼望的就是 B 超单上的"宫内见胚芽,见原始心管搏动"。

早孕的诊断主要通过血、尿 HCG 的测定和 B 超。一般最早可以在受精后 8～10 天,在孕妇的血液中检测到 HCG 的升高,这个时间实际上是在该月经周期的第 22～24 天,但还没有到下次预期来月经的时间，在尿液里可以检测到 HCG 的时间要稍晚几天。正常情况下，血 HCG 值间隔 1.4～2 天会有一个翻倍的现象，这也是在早早孕期用来基本判断胚胎是否正常的一个指标。

阴道超声和腹部超声都可以用来进行早孕诊断，阴超较腹超可以提早近 1 周确定早孕。阴超最早可以在停经 6 周左右时看到妊娠囊，这也是确定宫内怀孕的依据。停经 7 周左右可以看到妊娠囊里有胚芽，并有原始心管搏动，这便是初步确定胚胎存活的一个依据。

那对于早孕，是否可以依照医疗上普遍采用的"早发现早干预"的原则呢？回答是：对于正常妊娠，完全没有必要；对于异常妊娠，实在很有必要。

如果以往月经周期均规则，本次停经后也没有阴道出血或腹痛等不适，可以在首次尿妊娠试验阳性后，选择在停经 7 周左右的时间做一个阴道超声。这时如果看到胚芽和原始心管搏动，那就说明宝宝"十月宫内行动"的第一关就通过了，就可以办理好小卡、选择心仪的产检医院开始下一轮闯关行动了。

如果停经后有少量见红，或者之前有胚胎停育或宫外孕史的，在 B 超还不能发现任何蛛丝马迹的时候，可以通过查血 HCG 和孕酮来大致了解情况。若 HCG 隔天翻倍，则一般提示胚胎正常、宫内妊娠的可能大。一旦停经到了 40 天后，可以通过 B 超来直接了解胚胎的安危情况，毕竟"眼见为实"。若两次间隔 10 天左右复查 B 超，仍只见胚囊不见胚芽出现的，可以诊断为"胚胎停育"。

如果没有什么异常症状，但就是比较担心，停经 35 天内就想知道"宝宝"安危与否怎么办？如果医生专业解释无果，患者坚持要查，就只能间隔两天抽血 2 次查咯。

划重点

- 早孕诊断有血、尿 HCG 检测和 B 超。
- 血 HCG 判断"是不是"怀孕，B 超判断怀孕"在哪里"。
- 关于胚胎"好不好"（有没有胚芽）的问题，停经 7 周前，血 HCG 可以说了算；停经 7 周后，只能由 B 超说了算。

情话

　　虽然常常是连续 4 个多小时不停地说话，但我还是很享受每周两个半天的门诊时光，因为我付出的是真诚和坦诚，收获的是患者对我的信任。我感动于她们的一句"高医生，我一个月前才预约到您的门诊，今天来就想听听您的建议"。

　　作为一名步入中年的女医生，我常常会从女性患者的角度考虑问题，也更能理解她们就诊过程中的心情。因此，我也有一些肺腑之言想对她们说，这不仅是医患间的善意提醒，也是朋友间的知心交流，这些便是我想对她们说的真心"情"话。

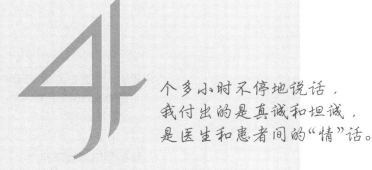

个多小时不停地说话，
我付出的是真诚和坦诚，
是医生和患者间的"情"话。

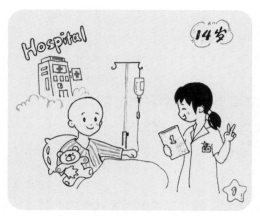

【14 岁的她，做了卵巢癌手术】

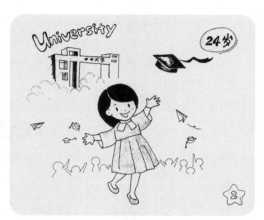

【24 岁的她，拿到了大学毕业证书】

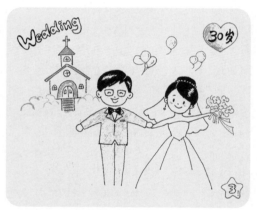

【30 岁的她，和他喜结良缘】

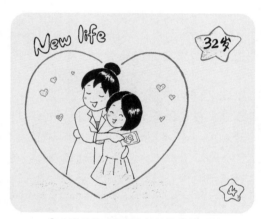

【32 岁的她，送来了宝宝的满月照】

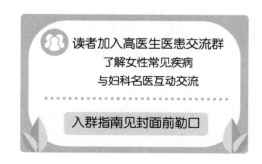

读者加入高医生医患交流群
了解女性常见疾病
与妇科名医互动交流

入群指南见封面前勒口

一、 怎样做一个让医生"喜欢"的就诊者

医生平时在门诊中会遇到来自不同地区、有着不同职业和文化背景的形形色色的患者，患者的言行举止在一定程度上也会影响医生的工作情绪和服务态度。有时，医生们在茶余饭后，也会交流一些自己的经历和体会，患者的哪些话题或行为是医生不太"喜欢"的呢？

避开以下这些"雷语"吧！

1. 医生的年龄你别猜

雷语：医生你几岁了

"医生，你这么年轻就是专家啦，有 40 多了吧？"

真相是，可能医生才刚刚 35 岁。

"医生，林医生太年轻，我想请你看。"

真相是，林医生是大 5 岁的主治医生，而"我"可能只是才上班两年的住院医生。虽然

医生是"越老越吃香"，可有时表面"老化"并不是判断医术高低的标准哦！

面对态度比较亲切的医生，患者的心态也是放松的，于是便会跟医生比较"近乎"。虽然这些并不会妨碍医生的接诊态度，但还是会稍稍影响他的情绪的，或是窃喜，或是有一闪念的不快，成为茶余饭后同事之间互相自嘲的谈资。

2. 医生的隐私你别问

雷语：医生你几个月了

被誉为"白衣天使"的医生，职业特性中需要有些果断自信的"权威性"，以及几分明察秋毫、治病救人的"仙气"。但是一旦在患者面前被"暴露"出一些个人或家庭的隐私，便会觉得多了几分"烟火气"。

这种被"暴露"隐私的情况往往发生在一些老患者中。医生也不是一夜长成的，也会经历婚育的阶段，于是有些患者便会倚"老"卖"老"，在开放性的诊区制造出一些小"热点"。

"医生，上次我来，听他们说你结婚去

了……"

"医生，你几个月啦？"

于是医生一下子感到肚子上聚焦了很多双关切的目光，原本躲在宽松制服下隐藏得很好的孕肚一下子挺了出来。这时候，医生也会觉得有些小尴尬的哦！

"医生，你生的是儿子还是女儿啊？"

"医生，你家女儿上几年级啦？"

于是医生又觉得身边一下子竖起了好几只有天线的耳朵……

其实，为了让患者在妇科检查过程中比较放松，医生可以适当与患者"拉拉家常"，但

这些话题最好在单独的诊室展开。若是在开放性的就诊区域就不太适合，一来可能会引起其他患者的误解，二来医生也希望能保留一些个人隐私。

3. 医生的盲区你别考

"医生，朋友帮我从国外带来的这种保健品，你说可以吃吗？"

"医生，我的美容师向我推荐××保养法，对我这个病有用吗？"

"医生，我从网上看到这种食疗方法很好的，我能不能用呢？"

虽然医生是在学了很多很多本的书、通过很多很多场考试后才能坐在诊室里跟患者面对面的，但是学术无止境、术业有专攻，医生也有很多知识的盲区。因为他们更多关注的是与本专业相关的知识更新，而对于那些名目繁多的所谓保健品、层出不穷的所谓养生疗法可能就一无所知了。所以，想了解相关问题的答案最好就不要难为他们了。不过，医生会给予忠告：不要盲目相信非正规途径购买的保健品、不要迷信闺蜜的"养身秘笈"、不要使用可能含有动物类性激素的营养品。

4. 医生的思路你别打乱

刚刚步入中年的黎女士因外阴瘙痒伴白带增多前来就诊，我在完善检查后诊断为阴道炎，给予了阴道栓剂。在简单明了地告知了具体的使用方法后，再次强调："在月经后使用，每天一次，一共 10 天"。

结束本次诊疗后，我开始接诊下一位患者。已经准备离开诊室的黎女士又坐了下来："是月经干净后用，对么？"

"是的，干净后用。"我答道。

"那月经在的时候，不用，是么？"

"是的，在的时候不用。"我又答道。

"哦，好的，我知道了。"她边说边离开了诊室。

3 分钟后，我正在询问后一位患者的病史，黎女士又推门而入了："医生，我想再问下，这药是在月经不在的时候用，是么？"

"是的，不在的时候用。"我只能再答。

10 分钟后，诊室的门又一次被推开了，黎女士拿了药盒又进来了，无视我在跟后一位患者交代诊疗计划。

"医生，你再跟我说说这药的用法……"

此时的我，不仅被打断思路，而且也开始犯晕了。

其实，对于一些年迈的，或者农村来的患者，医生往往会多说几遍，尽量用通俗易懂的话让她们理解医嘱。但在有限的时间内，还是希望患者能尽量用心听、用心记,跟上医生的思路和节奏。

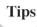

Tips

若担心记不清楚,可以用手机或笔记录下来。

5. 医生的信任你别辜负

22 岁的阿妍微微侧着腰,在妈妈的陪同下缓步走进了诊室。

"医生,她这次月经一直不干净。"刚一落座,阿妍的妈妈就急急地说开了,"之前看过中医,说是月经失调,用了些药也没见好转。昨天半夜里突然肚子痛,我们挂了外科,排除了阑尾炎。做了 B 超,说她盆腔里有个肿块,让我们来妇科看看。"

生育年龄、不规则阴道出血、腹痛,我凭经验闪过的第一诊断是宫外孕。

"结婚了么?"我问。

"没有,她还在上大学呢。"阿妍妈妈答道。

"有男朋友么?"我又问。

"没有,没有,她这么小,我不让她谈朋友的。"阿妍的妈妈又抢着回答。

"真的没有性生活史么?"在请阿妍妈妈暂时离开诊室后,我再次询问表情有些复杂的阿妍。

"是的,是没有。"阿妍回答得似乎也很肯定。

"把外院的检查给我看一下。"我查看了

B 超单,提示:右侧附件区有个 4 cm 的混合回声占位,盆腔有中等量的积液。

"先做个尿液检查吧。"虽然患者否认了性生活史,但是我还是开具了尿妊娠试验的检查单。几分钟后,化验单上刺眼的"+"让阿妍的母亲惊愕不已。

通过进一步检查,发现阿妍的体征也符合宫外孕的诊断,最终在腹腔镜下证实为右侧输卵管妊娠伴盆腔内出血。由于之前在其他医院没有如实提供病史,错过了最佳的保守手术时机,只能切除了右侧输卵管。

其实,原本这一切是可以避免的。医生对所有的患者都充满了信任,相信她们提供的病史总是真实的。对于世间百态、公序良俗,不同的医生可能会有不同的看法,但一旦进入工作状态,在他们的眼里,每个患者都是同等的,绝不会戴着有色眼镜看待她们。所以,请不要辜负医生对你的信任,向医生坦诚自己的真实情况。

如果阿妍在第一次就诊时就说明自己有性生活史,医生或许能更早一些明确诊断而尝试保守性手术治疗了。

Tips

如果实在有特殊情况不能被家人知道,也请选择把信任交给医生。

6. 医生的真诚你别伤害

有句话说得好，医生和患者其实是"目标共同体"，他们之间只有一个共同的敌人，那就是疾病。医生也需要成长，随着医疗技能的不断完备，工作经验和人生经历的不断丰富，他们对待患者的态度、处理疾病的方法会有所不同，他们可能会更理解和体恤患者，更会从患者的角度去制定一些诊治计划，并给予透彻的解释和利弊分析。患者便能从医生真诚的交流中感受到医学人文的关怀，并冠以"仁心仁术"的美誉。

但有时，医生的这种真诚却会受到伤害。

曾经有一位德"医"双馨的老主任说过这么一个故事。一位晚期宫颈癌患者出现了全身转移，除了姑息性治疗别无他法。看着因情绪低落、不思饮食而变得日益虚弱的患者，医生说了"美丽的谎言"："目前肿瘤已经基本控制，回去好好调养，尽量吃好点，补充营养。"患者一下子舒展了眉头，精气神仿佛又回来了。当患者离开诊室后，老主任就表情严峻地跟患者家属详细交代了真实病情："要有思想准备，生存期一般就 3 个月左右了，回去后要给予她鼓励、尽量保持轻松的心情，对症治疗，减轻因肿瘤转移导致的疼痛。"看着患者充满信心离去的背影，老主任也是一声叹息，医生何尝不希望每个患者都能重获健康呢？

可是，让老主任绝对想不到的是，9 个多月后，她因此事收到了一份投诉信：这位患者的家属投诉医生误诊，不是说病情得到控制了么？为什么患者只活了 9 个月？

我曾经问老主任，您用美丽的谎言让患者能活在希望里，并延长了半年的生命，但却被"不识好歹"的家属投诉，您当时生气么？老主任说，一开始是挺生气的，但如果是我的言行让她的生存期获得延长，我想也是值得的。

Tips

有温度的医生都有颗真诚、善良的心，请善待他们的这颗心。

二、 听听医生的肺腑之言

1. 彼此理解

"医生,怎么回事么！我等了两个小时还没轮到,她来了不到 10 分钟就轮到她看了?"

一位大妈满脸怒气地推门进入诊室,指着刚落座的一位患者质问道。

"你挂的是几号?"我问。

"32 号。"

"你看她的是 15 号,"我一看,其实大妈没有按预约时间来,而是依照"早到早看"的旧观念提前了一个半小时来挂号。"她是按照就诊时段来挂号的,而你提前得太早了。"

事实上,医院挂号系统会按平均的接诊速度将每个候诊时段设定若干个号。但由于每个患者的病情不同、就诊的状态不同,接诊的时间长短会有差异,对于病情复杂的初诊患者,医生需要花较多的时间。除非挂在"No.1",不然很难保证每个人都完全按照预约时段获得接诊,有半小时左右的延时非常常见。

因此,患者按预约时段提前半小时挂号就可以,不然无谓的等待不仅是浪费自己的时间,也会干扰其他人的就诊空间,再因无谓的等待而将怨气发泄到医护人员身上,这就不太合适啦。要相信医生会尽力把握节奏,请做一个守时的、安静的候诊者。

不过,很多的时候,医生还是能够感受到许许多多来自患者的理解和关心。

70 多岁的秦奶奶是一位大学退休教师,每次复诊总是很耐心地等着叫号。

"您 70 岁了,可以不要排队,早点看。"每次看到她直到叫到了号才进来,我总是要关照她一句。

"没事儿,我退休了不赶时间,年轻人工作忙,让她们早点看完去上班。"

有次,秦奶奶看完门诊,还从包里掏出两根香蕉和几颗巧克力,"我看你一个下午都在不停地忙,也要注意身体。"

为了减少上厕所的次数,我出诊时常常不带水杯。有次感冒咽炎,喉咙痒得很厉害,为了抑制不断涌起的刺激性咳嗽,只能不停地含润喉糖。这时,有位患者悄悄地递过来一瓶水,"医生,我刚下去买的,你喝口水润润喉。"

我的感言:常常被这种凡人小事所感动。医患之间彼此理解,会让医生能更愉悦地投入到工作中。或许这时候,患者便更能感受到原本习惯绷着脸的医生爱微笑了,原本生硬的语气变得亲切了。记得上小学时教室里的黑板上贴着这么八个字:团结、紧张、严肃、活泼。我想,其实医患关系还可以用这么几个字概括。面对共同的敌人——疾病,医患之间应团结;在与疾病作战的过程中努力追求直接、有效的治疗效果;在制定诊疗方案上应相信医生的严肃性和专业性;在日常的交流过程中可以营造轻松、平和的氛围。

2. 感谢信任

第一次见到小翊母女大约是在四年前。四年前的一天，诊室里来了一对眉目清秀、长相非常相似的母女，只是 18 岁的女儿表情有些漠然，而母亲的眼里却带着几丝忧虑。

"医生，小翊月经 6 个月没有来了，怎么办？"刚一坐下，小翊妈妈急切地说道。

"有男朋友么？"

"没有。她平时月经都好的呀，就是，就是……"小翊妈妈欲言又止。

"小翊，等会儿需要喝水做个腹部超声，你先去买一瓶水。"看着她妈妈有话要说的样子，我先支开了小翊。

等小翊一离开诊室，小翊妈妈的眼圈就红了。"医生，不瞒你说，我跟她爸爸感情一直不好，只是为了孩子一直没有分开。前几个月小翊高考结束了，我们就把手续给办了。但是小翊开始变得情绪非常低落，每天都不肯好好吃饭，这几个月体重下降了很多，月经也不来了。她也不让我对别人说离婚的事。唉，我真担心啊。"

通过小翊妈妈，我了解了起病的原因，通过进一步检查，排除了器质性疾病，考虑只是因情绪和体重波动引起的排卵功能失调。

"小翊，想一直吃药让月经来么？"我问。
"不想。"
"想做'三好学生'吗？"
"想。"

"那就好好吃饭、好好睡觉、好好运动。做到这三好，对健康和恢复月经都很重要，也就不需要一直吃药了。能做到么？"我说。

"嗯，我试试看。"

在接下去的几次随访中，通过短期的药物治疗，以及逐渐恢复了正常饮食和体重，小翊的"姨妈"重新走上了"正轨"。

几个月前，小翊母女再次来到了诊室。原来即将大学毕业的她，通过了航空公司的多次面试，即将成为一名空姐。但是体检时 B 超发现她一侧卵巢有一个直径 5 厘米的囊肿。

"体检医生说，这么大的卵巢囊肿，担心有可能发生破裂，所以要我做手术。不然就不能被录取。怎么办？"平时性格内向的小翊也开始着急了。

通过问诊，我了解到小翊以往从未发现过卵巢囊肿，而本次检查时是月经前的一周左右。复查超声后提示卵巢囊肿较之前有所缩小。

"有可能是生理性囊肿，你跟负责体检的医生说下，争取一个月后再复查一次，若进一步缩小或消失，就没问题，可以去实现你的空姐梦。"

一个月后，面带欣喜的小翊又来了。"高医生，你说对了，复查后囊肿果真不见了。我被录取啦！"

我的感言：女性在经历学习、工作、恋爱、婚姻各个过程中，"姨妈"全程相伴，挫折不可避免，情绪的影响、境遇的改变，都会衍生出一些心身类的问题或疾病。有时，理解和安慰可能比药物治疗更有效。有时为了疾病诊治的需要,医生希望能了解到患者的一些相关"隐私"。感谢患者的信任,能够向医生坦言这些隐私,从而让医生能够了解病因,并参与到生理和心理的双重治疗中。

3. 需要分享

文文是我认识了 25 年的"老"患者,虽然她今年才刚刚 38 岁。

认识她那年她还不足 14 岁,是我上班第一年在妇科肿瘤病房收治的一个小患者,她当时罹患的是卵巢内胚窦瘤(一种恶性程度较高的卵巢癌)。考虑文文太年轻,医生们经过慎重讨论,在跟她的父母充分沟通后采用了保守性手术,即保留子宫和对侧的附件,仅切除了患侧的卵巢肿瘤和输卵管。也因此,她术后要接受多次化疗。

一开始,她有很强的抵触情绪,病房里的医生护士经常去安慰她、鼓励她。慢慢地,小姑娘变得乐观和坚强起来,只要化疗反应稍微减轻些,她就面带甜甜的微笑,顶着光光的小脑袋在病房里跟病友们"阿姨好、阿婆好"地聊天,她也因此成了医护人员最喜欢的小妹妹。最终她的乐观和坚强也让她战胜了病魔,与同龄人同步开启了人生的华章。而在之后的 25 年里,我也作为她的一个"医生姐姐"见证了她人生的几个美丽阶段。

18 岁那年,她带着大学通知书向我报喜:"我进了一本第一志愿!"

24 岁那年,她用第一笔工资买来了一盒巧克力。"有男朋友了么?"我关切地问。她一怔,羞涩地问:"我也可以么?"我肯定地说:"肿瘤都已经治愈了,你当然可以!"

30 岁那年,她带着灿若桃花的微笑送来了一包喜糖。"开始备孕了么?"我问得似乎有些"八卦"。"还没有呢,我想听听您的建议。""抓紧!之前的化疗可能会使卵巢功能减退,要早点备孕。"

32 岁那年,她拿着宝宝的满月照让我分享了她的幸福。

我的感言:25 年的时间,让文文从少女蜕变成了少妇,而我也从青年步入了中年。感谢文文采纳了医生的建议,并让我同步分享了她人生各阶段的美好与幸福。这些经历不仅丰富了我的临床经验,可以鼓励其他类似患者积极面对病魔重获"新生";也让我常常感动于这种真诚而友善的医患关系。医生是一个有温度的职业,冷静只是医生的职业"面具",而很多时候,冷静面具下的医生还有一颗热情的心。医生,也需要这种分享。

4. 适时婚育

"医生，我还能生孩子么？"在外资公司担任高管的阿歆今年已 42 岁了，因为妆容精致，看上去也就 30 出头的样子。这天她拿着激素化验单坐在了医生面前："FSH：48，AMH：0.08，我现在经量也开始减少了，可我还没有结婚，该怎么办？"。同时 B 超还提示双侧卵巢各有直径 3 cm 左右的巧克力囊肿。

平时，在门诊经常可以碰到这种三"高"、未婚或未育女性，因月经失调、子宫肌瘤、子宫腺肌病或子宫内膜异位症等来咨询生育的问题。经过检查发现，她们均或多或少存在卵巢功能减退的情况。

"原本已被贴上了'高龄、高职、高薪'的标签，现在我又增加了'高 FSH'一项，成了'四高'了。"阿歆苦笑道，"唉，我现在挺后悔的。年轻时忙着事业，等什么都有了，却发现自己可能已失去了自然生育的机会。"面对她们的无奈，面对难以逆转的现实，医生也很无奈。

我想说的是：当库存（卵巢）的卵泡已经开始耗竭时，再强的物流系统（促排卵治疗）也很难将成品（成熟的卵子）输送到市场（受精和着床）。生育力靠的不是颜值，而是年轻。年龄是决定生育力的第一要素。套用张爱玲的那句名言：生育要趁早！

36 岁的阿萍结婚 10 年了，原本是坚定的"丁克"一族。可是接连看到身边的闺蜜们都成了"二宝"妈，看着朋友圈里她们不断晒出一家四口的标准家庭照，之前"坚决不生"的想法也开始动摇了。在备孕后不久，她很快怀孕了，但在早孕期就发生了流产。半年后，她再次怀孕，早孕期一切也似乎很正常，可是在 3 个多月常规产科检查时，医生却发现宫内的胎儿存在着畸形。通过羊水穿刺检查，证实胎儿存在严重的染色体异常。

"这种染色体畸形随时会导致胎儿宫内发育停止，因此需要引产。"在医生的建议下，阿萍接受了现实。在咨询的过程中她了解到，女性在 35 岁后因为卵子的老化，受精过程中发生"错配"导致受精卵染色体异常的概率较年轻女性要高好几倍。

"医生，那我还能不能生呢？"经过前两次的挫折，阿萍开始怀疑自己的选择了。

"能！检查发现你的卵巢储备功能还不错。因为发生了两次流产，你和你先生可以再做外周血染色体和免疫性的检查。若都没问题，就再积极备孕。依靠科学的孕前检查和产前检查，高龄产妇分娩健康宝宝的机会还是很大的！"

我的感言：适时婚育，优生优育。在对的时间，遇见对的人；在合适的时间，做合适的事。这或许就是优生优育的"大众"法则。

5. 抓住幸福

燕子第一次来看门诊时已经 35 岁，"医生，我要把这个肌瘤剥掉。"她平静地说。她未婚，无性生活史，暂时无婚育计划。体检发现子宫肌壁间向浆膜下生长肌瘤直径 5.5 cm，平时无月经改变，只是有时会有小腹坠胀。

"有没有考虑再继续观察下，看看肌瘤的生长速度？"我问。

"不，医生，相关手术利弊我都已经了解清楚了，我一定要先做手术。"她决然地说道。

经了解，原来燕子有个交往一年多的男友，都已经准备登记结婚了，可就是由于这张发现了肌瘤的体检报告，在男友的家里掀起了轩然大波。因为男友是三代单传，担心燕子的子宫肌瘤会影响怀孕，所以男友的父母坚决不同意他们结婚。最终男友也动摇了，提出了分手。

"医生，我就是要让他们看看我手术后能不能生！"燕子说。

手术很顺利。

一年多后的一天傍晚，我正准备下班，燕子面带欣喜的表情出现在了我的面前："高医生，我怀孕了！这是给你的喜糖！"

"是和之前的男友复合了？"我问。

"不是哦！老公是我以前的一位同事，因为职位和学历比我低些，所以一直没敢追求我。我跟前男友分手后，他一直来安慰我、照顾我，于是我们就慢慢走近了。我曾经问他，万一我生不出娃，怎么办？他说，怎么办？该怎么办就怎么办！先把婚事办了再说！我当时就被感动了。他还说，首先要相信医学，其次要相信自己的运气，最后也是最为关键的是要相信我们之间的感情。所以，我就毫不犹豫地嫁给他了！"

"下次记着把你的老公带过来让我瞧瞧，让我也好好地称赞他一番！"我也为她感到由衷的高兴。

"一定，一定！"

望着燕子幸福的背影，回味着她的故事和她新婚丈夫的那几句话，我百感交集。

我的感言：女性需要爱的滋养和家庭的圆满。当罹患某种妇科疾病而使爱情和生育面临"鱼和熊掌"的抉择时，要相信医学技术的发展会创造福音，要相信感情的力量给彼此信心。更要像燕子那样懂得并能够及时抓住身边的幸福！

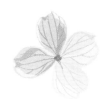
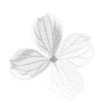

6. 保护自己

这天，神色淡然的晓彤走进了诊室，一身修身的职业装让人觉得她似乎只是在上班休息期间路过医院配个药而已。

"医生，这是我的阴道镜报告，您看下是否一定要切除子宫?"

"31岁，宫颈鳞状细胞癌，早期浸润型"。病理报告单上明确地写着这一行字，字数不多，却非常冷酷无情。

"是的，已经是早期浸润型了，需要全子宫切除。"我遗憾地表示。

"我还没有结婚，可以保留子宫么?"晓彤的眼里满含期望。

"若只是宫颈原位癌，还可以行宫颈锥切术保留生育功能，但你的疾病分期已经超出了可以行保守性手术的程度。"我说。

原本以为让晓彤最在意的不切除子宫的缘由，是想保留生育功能，可是她接下去的一句话，却让我既惊讶又替她惋惜。

"生孩子么? 我早就不奢望了。因为我两侧的输卵管都先后因宫外孕被切除了。"她平静地说道，似乎是不经意地在说别人的故事。

"我曾交往过三个男朋友，第一个男朋友是在大学一年级的时候，当时人流过1次。

工作后先后有两个男友，分别因宫外孕各切除了一侧输卵管，其中一次还因破裂，腹腔内出血1000毫升，抢救了一次。"听了这段话，我不仅仅是替她惋惜而是感到痛心了。

"我不想做手术的原因是不想让家人知道"。说到这里，原本神色平静的晓彤，眼里突然泛起了一层水雾："我父亲刚去世，母亲还沉浸在悲痛之中，我不想再让她为我担心。我也找不到人为我手术签字。"

"但你还是需要尽快做手术的呀，你还有其他亲人么?"我问。

"没有了。"

"那男朋友呢?"

"……"

"那有没有知心一些的朋友?"

"我不想让她们知道……"

这下，轮到我无语了，一时不知如何安慰她。

"没关系，谢谢您，医生。其实我之前都从各方面了解过了，我今天过来只是再想听听您的意见。我会自己做决定的。谢谢您。"

说完，晓彤起身，在离开诊室前，还不忘留下一个示意的微笑。我从她的微笑里，读到的是无奈、是凄楚。

我的感言：姑娘，遇到爱，可以爱，但请保护好自己。两情相悦，并不一定要用"献身"来表明爱的深度。不要过早地开始性生活，更不要频繁地更换性伴侣，因为这些都是导致HPV持续和反复感染而增加宫颈癌发病的高危因素。同时，还要有预防性传播疾病的意识和方法，比如说，全程使用避孕套。如果情不自禁，就落实一个安全、可靠的避孕措施，阻断性病，避免意外妊娠。这就是保护自己的底线。

7. 捕捉信号

55 岁刚刚绝经的金女士对自己的月经特别在意。金女士曾有肥胖和不孕史，前几年有过 2 次异常的子宫出血，进行诊刮后分别诊断为子宫内膜单纯型和复杂型增生过长。所以除了每年的单位体检之外，她还会定期到医院来进行子宫内膜监测和卵巢功能的检查。有一天，她发现有少量阴道出血，虽然只持续了 2 天，但她还是很重视，立刻到医院检查。

"医生，我这种情况应该不会是月经又来了吧？"

通过 B 超检查，发现子宫内膜有一个直径 0.8 cm 左右的异常回声区。于是，我建议她接受宫腔镜检查。术后的病理报告为"子宫内膜癌"，于是金女士接受了手术。

"你很警惕呐，一出现症状就引起了重视。术后病理诊断疾病分期非常早，预后会很好。"我鼓励她。

金女士欣慰地说道："是啊，多亏您平时经常跟我讲，子宫内膜癌的高危因素包括不孕、肥胖或绝经延迟，而子宫内膜增生会有进展甚至癌变的可能，所以我总是特别留意有无异常信号。有时可能过于在意了，检查的频率也比较高，所以也有人说我是不是太焦虑了。现在看来，幸亏有了这种'焦虑'，才让我今后能无忧无虑。"

小江大学一毕业就结婚了，才 30 岁出头的她就已经是两个孩子的妈妈了。两年前，她的母亲和姨妈先后被诊断为"卵巢癌"，于是她被扣上了"肿瘤家族史"的帽子。

有一次单位体检，发现 CA125 有轻度增高，于是她急急地来到了医院。超声检查发现一侧卵巢有一个直径 2 cm 左右的囊肿，并没有病变的影像学依据，于是先予随访。2 个月后的复查，发现 CA125 明显增高，同时卵巢囊肿也增大到了 4 cm。

"需要做手术明确下囊肿的性质。"在我的建议下，小江接受了手术，病理诊断为"卵巢交界性浆液性囊腺瘤，局部癌变"。

"医生，我这种情况严重么？"虽然早已有了心理准备，可是在看到病理报告后，小江的眼里还是充满了不安。

"你不幸中有三幸！"看到小江有些疑惑的表情，我继续说道："第一幸，因为你的肿瘤类型有着比较敏感的肿瘤标记物，既可以用于高危人群的筛查，又可以作为治疗后的随访评价。第二幸，因为发现得早，所以病期也早。第三幸，因为你孩子生得早，所以制定手术范围时就无需过多考虑生育的问题。"

对于金女士来说，病史里有高危因素，症状是一个信号；对于小江来说，家族史是高危因素，肿瘤指标的升高是一个信号。对于高危人群，一定要密切留意并善于捕捉这些信号，早诊早治以获得最佳的疗效。

但是外来务工的阿英却没有这么好的运气了。因为家在农村，所以阿英早早地结婚生子了。十年前她离家外出打工，从事家政工作，而她的丈夫在老家承包了一个果园，所以两人一直分居两地。因为平时身体都很好，所以阿英从来不做体检，更不要说妇科检查了。有时过年回家，跟丈夫同房时会有少量阴道出血，她也不在意。

最近几个月，阿英发现月经开始不准了，淋淋漓漓总是要持续大半个月的时间。一开始，她以为自己是更年期了，所以也不当回事，心想："反正出血不多，就随它去吧。"有次跟小姐妹聊天偶尔说起，才被告知一定要去查查原因，这才来到了医院。

问过病史，为她做妇科检查前，虽然我早已有了思想准备，可是拿阴道窥器一看，还是怔住了：宫颈上有个直径足足4厘米大的菜花样肿瘤——宫颈癌！

虽然通过综合治疗，阿英的宫颈癌得到了控制，但疗效和生存期还是打了折扣。事后，阿英总是后悔因为自己的无知耽误了最佳的治疗时间："早知道这么严重，我真该早点来看病啊！"

阿英的不幸在于她忽视了常规的妇科检查，忽视了宫颈癌早期症状所提示的信号。

我的感言：接受最基本的医疗知识，掌握识别这些疾病信号的能力；实施最基本的普查项目，尽早获得甄别这些疾病信号的机会。捕捉信号，治病赶早。

8. 控制体重

18岁的晨晨生下来时只有2千克多一点。看着像小猫一样的孙女，奶奶总觉得应该"先天不足，咱后天补"！于是牢牢紧绷"加奶，加餐"这根弦。在全家人的"共同努力"下，很快晨晨的体重就赶上了同龄的孩子，并且以更快的速度一路赶超了他们，成了班里的小胖墩。才过10岁就来了初潮，最初几年也是来来停停，直到18岁，周期和经期还是不规则，要么3～4个月不来，要么淋漓2周才结束。身高160厘米的她，体重却已超过了75千克，BMI（体质指数）为29，达到了肥胖的程度。到医院检查结果提示排卵功能障碍。

"医生，我们要吃什么药？"晨晨的妈妈焦急地问。

"她这种情况，吃药让月经来不难，但要让月经有规律地自己来，可不容易。"我说。

"那该怎么办？"

"减肥，控制体重！"

"胖，也会影响月经？"

是的，这是因为人体的脂肪组织也能转化合成雌激素，因此，肥胖者往往处于高雌激素状态。而持续的高雌激素水平会影响下丘脑和垂体接受来自卵巢的反馈信号，从而不能及时发布排卵指令，造成月经周期延长甚至闭经。晨晨的月经不调原因与肥胖有关。

治疗上，在进行药物内分泌治疗的同时，控制体重和加强体育锻炼尤为重要。坚持健康饮食＋适当运动，让体重持续均衡地下降5%～10%，将会有利于卵巢恢复排卵。

对于肥胖者，强调通过减肥让月经恢复；那对体重标准的女性来说，是否也是以瘦为好呢？

晓茜，22岁，初入职场的她对自己标准的体重还是不满意。于是，一年半前开始减肥，通过饥饿疗法成功地在一个月内把体重减轻了 6 千克。终于能把小蛮腰给显出来啦！对着镜中的自己，她觉得整个世界都轻快起来。可是不久她突然发现，平时一直很准时的"姨妈"却不知其踪了。去医院检查发现 FSH 特别低，HPO 轴开始停工了！

"医生，我为什么会闭经呢？我准备明年结婚，这会影响我生孩子么?"这下，晓茜开始担心了。

HPO 轴的各个环节和子宫发生问题都可能会引起闭经。晓茜的闭经属于下丘脑性，也就是说，作为司令部的下丘脑已停止向垂体发送启动卵泡发育的指令了，导致卵巢也无法接收到来自垂体的二级指令。因此卵巢便处于"怠工"状态，也就不会有雌、孕激素的波动，使子宫内膜发生相应的反应而产生月经了。由于下丘脑是对体重的变化非常敏感，如果过度节食，短期内体重迅速下降，就会引起闭经；如果 1 年内体重下降超过 10％，就会引起月经改变。

在治疗上，由于子宫内膜、卵巢已较长时间处于低激素水平状态，所以需要用雌激素治疗促进生殖器官发育，使其"复苏"后再根据生育要求进行促卵泡发育和诱发排卵治疗。但也有可能对部分女性治疗无效，从而对月经恢复或生育功能造成影响。

我的感言：环肥燕瘦，不同的时代对于女性的美有不同的评价标准。但为了确保自己精巧（脆弱）的 HPO 轴排卵系统能精确地工作，确保"姨妈"不会"不辞而别"或"喜怒无常"，请关注自己的体重。标准体重的女性，切忌过度减肥；肥胖或超重的女性，则应积极通过健康饮食和适当运动来减肥。

9. 尊重医学

"医生，我上个月检查出来 HPV 阳性，我今天想再复查下病毒还在么。"

25 岁的小君婚前检查发现宫颈 HPV 阳性，看到这个报告后，她整个人都不自在了。在了解到 HPV 是导致绝大多数宫颈癌的病毒后，她更时时刻刻觉得自己的症状与宫颈癌搭上了边。一会儿觉得外阴刺痛，一会儿觉得白带似乎比平时增多了，连正常的月经也担心是不规则阴道出血。

"有什么特效药可以尽快清除 HPV 么?"小君问。

"没有，目前还没有明确的治疗药物，提高机体免疫力就有利于病毒的清除。"我说。

"不用药能好？万一变成癌怎么办?"小君紧张的心情还是不能放松。

"你宫颈抹片 TCT 正常，没有病变依据。"我说。

"医生，我是否要做个宫颈切除手术?"

"不需要，目前只是炎症，根本没有到宫颈病变的程度，无需做手术。"

"那帮我再复查下 HPV 检测和 TCT 吧"。

"30 岁以前的女性往往是一过性 HPV 感染，很多人在 1～2 年内可以自行清除。由于病毒的清除需要一段时间，所以每个月都复查没有意义。"我劝道。

"医生，您还是帮我重新再复查下这两项检查吧，我实在是放不下，我是自费看病买个放心。"过分紧张的小君似乎觉得病毒每分每秒都在侵蚀着她的宫颈细胞。

遇到这种"固执"的患者，我只能在不违反医疗原则、不损害患者健康的前提下适当

"让步"。

复查的结果当然还是跟一个月前的一样。这样，小君总算放心些了："医生，我听您的，下次就一定按您说的时间来随访了。"

经过一年多的随访，小君的 HPV 检测终于转阴了。这时候的她，终于相信了我的话："医生，您说的真神。早知道这样，我这一年多就不会这么紧张了。"

> **我的感言**：医生的话，不是"神"话，却是基于医学知识和临床经验的"真"话，有时，"真"话未必好听，但却是针对患者病情落实治疗的"心里"话。相信医生的话，就是尊重医学的"真"：虽然不尽完美、甚至可能不随人愿，但是医学会在一代又一代医者的努力下，在探索中寻求发展，在成功中不断改进。

10. 适度治疗

妇科病，有的是病，有的未必真是病。有的病需要治，而有的病却并不需要马上治。

对于妇科病的治疗，把握"度"很重要。可以依照尺度（教科书上的诊疗原则）、进度（最新的医疗进展、指南），以及程度（患者的症状体征）来治疗。

教科书和诊疗指南上写的是治疗原则，有时即使符合手术指征，也需要结合患者的具体情况，比如身体状况、婚育状态、家庭关系、工作安排、经济能力等，因此在一定范围内具有可操作性、弹性。如果能从患者的实际情况出发（如是否已婚，是否有生育计划），考虑其个人需求情况（如手术方式的选择、接受手术的时间等），患者便能体会到来自医生的人文关怀。患者需要的是一个专业技术和同理心兼备的医生。"医生从我的角度出发，帮我选定一个适合我的方案，我感到很放

心"。一旦患者认同了治疗方案，就能做到良好的依从性，确保治疗方案能顺利实施。

但就如同画家会有画风，作家会有写作风格一样，医生也会在多年的行医过程中形成自己的诊疗风格。比如，某种症状或体征对应某种疾病的可能性不到 3%。有的医生可能"疑"病从有，关注的是这个"3%"，抓住蛛丝马迹定要在短期内查个水落石出。于是会建议患者进一步完善检查，去排除这个可能或通过手术来明确诊断。而有的医生可能会结合自己的经验暂时来一个"疑"病从无，关注的是这个"97%"，建议患者在安全的时间范围内进行密切随访观察或给予保守性治疗，若在随访期间收集到了一些信息将"3%"放大到了"5%"或"10%"，便会采取措施积极应对。

无论是偏积极，还是偏保守，也都是在符

合和遵守医疗原则的基础上展开的。对于同一种疾病,不同的患者可以有不同的治疗方案;而对于同一名患者,不同的阶段也会有不同的治疗手段。何谓最好?为这名患者"量身定做"的最适宜方案就是最好的。

比如,对于因生活环境、工作改变而发生神经精神应激引起的月经失调,可以在排除器质性病变后,不给予药物治疗。此时,可以让患者进行心理自我调节,通过休息、生活习惯的调整,来观察月经的恢复情况。这时的"无为而治"就是一种最佳的治疗方案。

对于初次发现 HPV 阳性亦无其他症状的年轻女性来说,若宫颈脱落细胞学检查无异常,首先采用的不是治疗,而是健康教育。可以告知 HPV 的传播特点,如何做好自我保护、避免重复感染,以及如何正确解读它的致病性,让患者了解相关知识,并做好定期随访的配合。这是一种看似"无为"实则"有为"的治疗。

因此,无为而治,并不是真正意义上的不作为,而是有目的、有意义"暂不为",是医生凭借临床经验而实施的"可不为"。这些都需要医生能正确掌握并及时更新本专业的医学知识,在确保医疗安全的前提下,从减轻患者

的生理、心理、经济压力出发,给予合理的观察随访。

随着医疗技术的发展,以及大众对健康生活理念的更新,一些原本要"做大""做彻底"的疾病,其治疗方式也在朝着"更小""更有生活质量"的方向发展。

38 岁的楼女士,阴道镜检查发现高级别宫颈上皮内病变,CIN II‐III(中‐重度不典型增生)。在选择手术方式的时候,楼女士有些焦虑,"医生,我听说我这种情况发展下去就会变成宫颈癌了,反正我二胎也生好了,索性就直接把子宫切除了吧!"

那医生会同意么?

虽然,从根治疾病的角度来说,全子宫切除是最好的手术方式,但毕竟患者还很年轻,况且目前 LEEP 的技术日臻成熟,完全可以先行 LEEP 手术,根据术后的病理报告来确定是否需要扩大手术范围。

经过解释,楼女士接受了 LEEP 术,术后病理报告为"CIN II‐III,切缘未见病灶累及"。当我告知"疾病未升级,手术范围已够,可以常规定期随访"时,高兴的不仅是楼女士,同样的,我也为这次的适可而"治"获得成功而开心。

我的感言:妇科病,可以按疾病的性质进行治疗,按症状的轻重进行治疗,按患者的需求进行治疗。可以无为而治,因人而治,适可而"治"。

11. 天人合一

庄子提出的"天人合一",作为一种哲学思想,构成了中华传统文化的一部分。宇宙是自然的大天地,人的身体则是一个自然的

小天地。"天人合一"的这种思想不仅被运用在中医的理论中,也可以在现代医学中用以解释女性的月经周期和生育规律。

顺应自然、顺其自然，无论是妇科医生，还是患者，都应该有这样一种观念，要能够懂得并尊重自然规律，努力而行，顺势而为。

28岁的小云因身边有好几位朋友在生育过程中有些坎坷，所以一结婚就急急地拉着老公来做孕前检查。虽然检查结果并没有发现异常，但小云还是放心不下。

"医生，我想尽快怀孕，有什么好方法么？"

"可以自我监测排卵情况，包括基础体温的测量、白带拉丝情况的判定、尿排卵试纸测试等。"我告诉她。

一个月后，小云表情紧张地来到了诊室："上次您说的三种方法我都用了，都提示有排卵，可为啥没怀上？听说，还有B超可以卵泡监测，我也要试试。"

三个月后，小云又出现在了我的面前："我做了连续两个月的B超排卵监测，为什么还是没有怀上？"她一脸忧郁地说："为了备孕，我把工作也辞了，家里的老人也天天盯着我，搞得我整天一想到怀孕就紧张，就担心怀不上，还专门下载了一个软件来计算同房的日期，为此还常常跟老公闹别扭。唉，医生，我是不是得了不孕症了？"

怀孕有时是一件很微妙、很神奇的事。需要有天时地利人和的生理环境、还要有松弛愉悦的心情状态，两者缺一不可。我告诉小云，他们没有不孕的因素存在，所以不必焦虑，现在能做的就是放松心态，顺其自然，见机行"事"，等待这美妙而神奇一刻的到来。"你们可以再去度一次蜜月，说不定就会有惊喜哦！"我建议。

两个月后，小云拿着B超检查单兴奋地冲了进来："高医生，真被您说准了，果然有惊喜！"

其实，医生不会看星座算黄道吉日，也不会算命，但是知道有种现象叫做"谋事在人，成事在天"，对于功能正常的夫妇，在生育问题上首先要做的是：放松心情，把握时机、静候佳音。

46岁的贺女士有个在国外留学的儿子，二胎政策开放后，她就急急地把节育环给取掉了，想再生一个女儿。

可是试了3个月，贺女士不仅没有等来"惊喜"，却发现原本还算规律的月经开始改变了，周期由原来的28天缩短为22天。做了性激素检测，发现卵巢功能已明显衰退。

"真是岁月不饶人啊，原本以为我平时注意保养，可以延缓卵巢功能衰退，看来自然规律不可违啊。"贺女士无奈地说："我一个朋友年龄跟我差不多，前段时间发现怀孕了，高兴得不得了。可是后来发现竟然是葡萄胎，刚刮了宫，听说还要定期抽血查HCG，说是担心会变成恶性葡萄胎。吓人哦！"

是的，35岁之后生育不仅胎儿畸形率会明显增加，对孕妇来说也会增加许多疾病的风险。葡萄胎没有正常的胚胎形成，妊娠组织水肿，形成像葡萄一样的水泡状。年龄是发病的高危因素之一，40岁的妇女，葡萄胎的发生率是年轻女性的7.5倍，年龄越大发生率越高，这些都与卵子衰老、异常受精有关。

"看来，女人的衰老先从卵巢开始，若是违背生育规律，真的要承担很多的风险啊！也有朋友让我到国外去打促排卵针，我想来想去还是算了吧。"经过慎重考虑，贺女士理智地放弃了备孕计划。

或许，顺应自然就是最好的选择。

我的感言： 医生可以治病，但不能包治百病；医学可以创新，但无法逆转自然规律。知可为而行之，知不可为而顺之，天人合一，既是尊重医学的一种科学态度，也是基于保护患者利益的一种理智行为。

12. 坦然面对

43岁的南希在一家教育机构从事教学管理工作,白皙而恬静。"乳腺癌术后8年,发现子宫内膜增厚,伴中回声占位",是本次就诊的原因。

"医生,我一直在用内分泌治疗,这两个月随访子宫内膜越来越厚了。会有什么问题么?"南希问道。

在询问病史中得知,南希有乳腺癌史。35岁那年,她被诊断出罹患了乳腺癌。因为病情比较早,所以采取了保乳治疗。为了减少复发转移的风险,术后还进行了全程化疗和放疗,之后又持续接受内分泌治疗至今。

根据病情分析,我考虑南希长期使用的药物会引起子宫内膜的增生,甚至癌变,所以建议她做一个宫腔镜检查。在安静地听完我的分析后,南希点点头说:"好的,医生,我明白了,那您就安排我做手术吧。"

"你还有什么问题想要了解么?"南希的反应让我有些意外,因为但凡提到"病变或癌变"两个词,大多患者都是要"花容失色"的。

"没有什么了,我只是想了解下麻醉的方式会不会对我的记忆力产生影响",她笑着说:"我还要靠它吃饭。"

"生过孩子了么?"我问。

"没有。"

"结婚了么?"我又问。

"没有,不过之前有过男朋友",南希平静地说:"我有过一段维持了2年的恋爱,但却止步于一份疾病诊断书。因为疾病的突然降临,我们都没有再提结婚的事儿。"于是她决定选择一个人面对手术、化疗和放疗。

"我跑赢了肿瘤君,却把爱情跑丢了。不过,我觉得没什么",她莞尔一笑,"他有权选择他的生活。既然命运让我在新的路口转弯,那我就顺着这条路重新开始属于我的生活。"

这时南希动情地说:"住院期间的经历给了我很大的精神支撑,病友们互相鼓励和支持,医生也安慰我说我的病就像是一次重感冒,没啥可怕。那时觉得医生真是伟大。我现在经常健身、练瑜伽,还和病友们一起到我曾经接受治疗的病房做义工,帮助当初像我一样需要帮助的人。做这些有意义的事,我觉得很快乐,早把自己的病给忘了。"

"害怕再经历一次'重感冒'么?"我不禁问道。

"会有点担心,但不害怕。既然不能选择逃避,那就选择面对它。"南希的回答让我欣慰。

我的感言:南希的从容和乐观,来源于她战胜疾病的信心,接受现实、坦然面对、积极治疗。在疾病面前,或许可以自怜自爱,但不必过于自怨自艾,更不能自暴自弃。风雨过后,说不定就有着不一样的彩虹。

让生命的光辉璀璨 （跋一）

第一次见到作者，是在我一生中最尖峰的时刻，我作为一个 32 岁的产妇躺在产床上用尽全身力气，经历了 6 个小时的撕心裂肺，总算宫口已经全开。可是我的宝贝和我还没有达成一致，或是说我的子宫不够有力，生命在痛苦紧张的僵持中。

这是千禧年年初的一个凌晨。精疲力竭之时，一张冷静而果断的脸出现在我的正上方。护士说，"二班"（上级值班医生）来了。

"怎么还没出来？第二产程延长，要拉产钳了！"

"我没力气了……"

"应该能自己生，我帮你一下吧。来，配合你的宫缩，我们一起用力！"

简短对话后，她的手臂横在我上腹部中央，均匀用力下压。我当时只感觉，女医生怎么有这么大的力?! 就这一下，把我的宝贝助推出世了！

产后的日子，仿佛让人昼夜迭代，全神贯注于自己的变化，我完全没有再想起产程中出现过的人和事。直到 2003 年春天，又因为卵巢囊肿手术住进了国妇婴的妇科病房。跟主管医生攀谈的时候，看着她那张冷静而果断的脸，总觉得仿佛在哪里见过，于是怯怯地问她，2000 年时她是否在值二班？

奇迹的出现总是猝不及防，果然是她，把我女儿推出子宫的"女汉子"医生！那一晚，一个病患和一个医生神聊了一晚，把病房当成了钢琴吧，从医学到哲学，从爱情到家庭，从理想到文学。医院病房的冰冷旋转着隐遁，思维闪动的夜晚蔓延着纯粹。

之后的很多年，高医生一直是一个若隐若现的存在。

我们各自忙碌、为人妻为人母,那样闪烁人性光芒的夜晚没有重演。可是那一晚积攒的能量仿佛可以传世,身边的女儿已经从嗷嗷待哺出落成一个优秀的大学生了,时间的刻度在孩子的身上完整地呈现,每每数着女儿的年纪就知道我和高医生认识的年份了。朋友越久越醇,我们当年的那个晚上就对过三观,我们都欣赏君子之交淡如水。

前生有缘,你相信么？我信这样一种神交,在生命最至关重要的时刻拯救你,在某一个星光璀璨的夜晚潜入你的周围与你窃窃私语,之后就若隐若现于外太空,微弱信号都是用诗歌颂和来传递。世界上真的是有这样的朋友情,有这样的医患情,绝美而不可复制。

在一个会议叠会议的下午,我收到高医生处女书籍即将出版的消息。仿佛在深邃的夜空里看见了一道璀璨流星,无论工作如何忙碌,我都将全力以赴,撰文以和她19年前的一臂之力。

如今已是主任医师的她,用20多年的专业积累,饱含隽永的人文情怀,用女性一生美好年华的时间为轴,立足于女性本身,讲述点滴医学故事,让医生的外延不断升华,让健康与每一位女性读者相伴。

有缘可以相遇,在书中,你我都可以。

让一切美好的相遇继续吧,虽然无法预设,但终将生生不息。

百汇医疗大中国区销售市场副总裁
于吉隆坡国际机场

梁 亦

2019 年 7 月 6 日

幸福之门 （跋二）

你坐进了咫尺诊间，
把所有的困惑向我一一道来。
我读懂了你眼神里的忐忑和不安，
你听懂了我语气中的亲切与关怀。
用你的信任，用我的真诚，
让我们把虚掩的心灵沟通之门敞开。

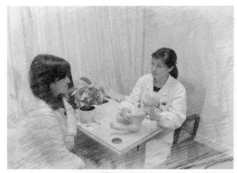

我把想对你说的话写进了字里行间，
那是我二十五年职业生涯的积累与沉淀。
面对你想知其所以然的提问，
我努力让专业的知识变得通俗浅显。
诗话的轻巧，行话的直白，
让我们把沉重的医学知识之门推开。

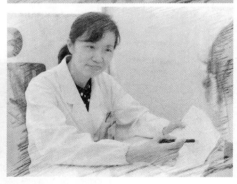

你把这本书捧在了手掌间，
可曾看到我把我的心捧到了你面前。
告别沟通的隔阂与羁绊，
我们来追求驱病强体的共同目标和心愿。
正确的理解，良好的依从，
让我们一起来，
把明亮的幸福健康之门打开！

高咏涛
2019 年 8 月